市民健康普及教育丛书

女性卵巢保护科普

100问

主　编　陈雪琴　宋佳怡

副主编　刘亚华　张元斌

ZHEJIANG UNIVERSITY PRESS
浙江大学出版社
·杭州·

图书在版编目（CIP）数据

女性卵巢保护科普100问 / 陈雪琴，宋佳怡主编. —
杭州：浙江大学出版社，2023.5
ISBN 978-7-308-23490-0

Ⅰ．①女… Ⅱ．①陈… ②宋… Ⅲ．①卵巢－保健－
问题解答 Ⅳ．①R711.75-44

中国国家版本馆CIP数据核字(2023)第005752号

女性卵巢保护科普100问

NVXING LUANCHAO BAOHU KEPU 100 WEN

陈雪琴　宋佳怡　主编

策划编辑	柯华杰
责任编辑	高士吟
责任校对	郑成业
封面设计	林智广告
出版发行	浙江大学出版社
	（杭州市天目山路148号　邮政编码　310007）
	（网址：http://www.zjupress.com）
排　　版	杭州林智广告有限公司
印　　刷	杭州捷派印务有限公司
开　　本	889mm×1194mm　1/32
印　　张	5.125
字　　数	76千
版 印 次	2023年5月第1版　2023年5月第1次印刷
书　　号	ISBN 978-7-308-23490-0
定　　价	25.00元

市民健康普及教育丛书

编委会

总　序

　　疾病，自古以来就是人类无法绕过的话题，它与人类相伴相随，一直影响着人类社会和人类文明。随着科技的飞速进步及社会的不断发展，人类在与疾病的斗争中不断取得胜利，人类对于自身的健康有了越来越多的主动权。特别是近年来，随着国民健康意识的不断提升，越来越多的人关注健康问题，追求"主动健康"。国家也在以前所未有的力度推进"健康中国"建设，倡导健康促进理念，深入实施"将健康融入所有政策"。2019 年 7 月，国务院启动"健康中国行动（2019—2030 年）"，部署了 15 个专项行动，其中第 1 项就是"健康知识普及行动"，这也凸显了国家对健康知识普及工作的重视。

　　健康科普是医务工作者的责任，也是医务工作者的义务。人们常说，"医者，有时是治愈，常常是帮助，总是去安慰"。作为医生，我们在临床工作中，发现许多患者朋友有共同的问题或困惑，如果我们能够提前做好科普，答疑解惑，后续的治疗就能事半功倍。通过科普书籍传递健康知识，打破大众的医学认知壁垒，能为未病者带去安慰，增强健康知识储备；为已病者提供帮助，使其做一个知情的患者；给久病者以良方，助其与医生共同对付难缠的疾病。这就是编写本丛书的初衷，也是编写本丛书的目的。

都说医生难，其实大部分没有医学知识的普通民众更难。面对庞杂的医疗信息，面对各地不均衡的医疗水平，面对复杂的疾病，一方面要做自己健康的第一责任人，另一方面还要时刻关注家人的身心健康。我作为医生同时又是医院管理者，也一直在思考能为广大民众做点什么，以期既能够治愈来医院就诊的患者，又能为出于这样或那样的原因不能来医院面诊的患者解决问题。

这套科普丛书，就可以解决这个问题。它以医学知识普及为目的，从医生的专业角度，为患者梳理了常见疾病预防治疗的建议。丛书共 15 册，涵盖了情绪管理、居家护理、肥胖、睡眠、糖尿病、肾脏病、糖尿病肾脏病、口腔健康、呼吸系统疾病、骨质疏松、脑卒中、心脏病、高血压、女性卵巢保护、前列腺疾病 15 个主题。每册包含 100 个常见问题（个别分册包含 100 多个常见问题），全书以一问一答的形式，分享与疾病相关的健康知识。丛书的编者都拥有丰富的临床经验，是各科室和学科专业的骨干。丛书分享的知识点都是来源于一线医务工作者在疾病管理中的实践经验，针对性强。通过阅读，你可以快速而有针对性地找到自己关心的问题，并获得解决问题的办法，从而解除健康困扰。你也可以从别人的问题中受到些许启发，从而在守卫健康的过程中少走一些弯路，多做一些科学的、合理的选择，养成良好的健康生活方式。因此，特撰文以推荐，希望我们这个庞大的医生朋友团队用科普的力量，在促进健康的道路上与你一路同行。

未病早预防，有病遇良方，愿大家都能永葆健康！

2023 年 3 月

卵巢对女性至关重要，影响着女性一生的生理病理变化，是维持女性健康、美丽的重要器官，但是广大女性普遍对其了解较少，对于卵巢的保护更是缺乏重视。

我从医二十余载，每次见到因为缺乏相关知识而使卵巢功能受损，或者因听信错误的养护方法而损害身体健康的患者，都感到心痛不已，扼腕叹息。其中，有的人因为不了解卵巢功能衰退的规律，年轻时奋斗打拼延迟生育，到了四五十岁想要孩子，多处奔走求治，经历十余次辅助生殖技术却失败，悔恨痛哭；有的人因为不良生活习惯损伤了卵巢功能，20多岁卵巢功能就衰退至即将绝经的地步；有的人卵巢功能衰退，却没有寻求正规治疗，花费大量时间、金钱但还是延误了最佳治疗时间；有的人因长期不孕导致家庭破裂；有的人想要保持青春，因此随意服用含激素的保健品，却导致了子宫内膜癌变；有的人为了改善生活参与地下卖卵，导致卵巢受到过度刺激，甚至到了危及生命的程度。一桩桩一件件，每个病例的背后都是一个家庭的悲伤。作为一位临床医生，每每见此，我都想尽自己的能力做些事情，希望可以通过健康科普，减少遗憾的发生。

中医经典《黄帝内经》提出："上工治未病，不治已病。""治未病"思想包含"未病先防""已病防变""瘥后防复"3个阶段：主张在未病之时加强预防，避免疾病发生；在已病之时，积极干预防止疾病加重；在治愈后防止疾病复发。我们进行健康科普，希望防患于未然，便是治未病思想的体现。然一己之力有限，尽管本人常年致力于健康宣教，但受众有限，因此撰写本书，以期帮助更多的人。

本书总结了我在前期临床及健康宣教过程中常被问及的100个问题，包括卵巢基础知识、常见的卵巢疾病以及卵巢保护方法3个方面。其中的内容涉及卵子的发育与排出、精卵如何结合、卵巢与月经及生育的关系等基本生理知识介绍；涉及多囊卵巢综合征、卵巢储备功能减退、卵巢巧克力囊肿等常见卵巢疾病答疑；涉及如何计算排卵期、性激素报告解读等实用方法；涉及女性各年龄段卵巢保护的注意事项及卵巢养护的药物、食物、健体方法。本书还针对肥胖、情绪不良、失眠等可能影响卵巢功能的因素，介绍了相应的中医改善方法。为保证实用性，全书力图采用通俗易懂的语言进行阐述，并配以图示，希望在保证专业性的同时增加趣味性与可读性。本书的编委团队由朱长玲、沈宏平、张丽琪、张富斌、徐海燕、舒静、蔡以力、管玉涛组成（按姓氏笔画排序）。编写团队具有丰富的中西医结合生殖从业经验，因此本书对问题的解答维度更加丰富、全面，具有中西结合特色。希望借此书帮助女性了解卵巢保护相关知识，助力女性健康知识科普。

陈雪琴

2022 年 11 月

目 录
CONTENTS

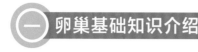

一 卵巢基础知识介绍

? 01 卵巢是什么样的，我们能摸到自己的卵巢吗？

女性卵巢呈扁椭圆形，位于子宫两侧，输卵管后下方（见图 1）。成年女性的卵巢大小约为 4 cm × 3 cm × 1 cm，重 5 ～ 6g，绝经期后卵巢萎缩变小、变硬。成熟女性的卵巢柔软，呈灰白色，卵巢表面无腹膜，但其内有一层名为卵巢白膜的纤维组织。白膜下的卵巢组织外层为皮质，其中有数以万计的始基卵泡及不同发育程度的囊状卵泡，随着年龄增长，卵泡减少，皮质层也逐渐变薄；内层为髓质，位于卵巢的中心，其中不包含卵泡，含有疏松结缔组织及丰富的血管、神经、淋巴管及少量与卵巢悬韧带相连的平滑肌纤维。女性青春期前，卵巢的表面是光滑的，青春期开始排卵后，表面逐渐变得凹凸不平。

卵巢质地柔软，且位于盆腔内，因此从腹部表面很难摸到。妇科医生可通过双合诊触摸卵巢，当卵巢存在明显病变时，就可能摸出来。但是正常卵巢以及比较小的病变，通过上述检查也不能摸到。因此，要想了解卵巢的形态是否正常，需要就医结合B超检查来判断。

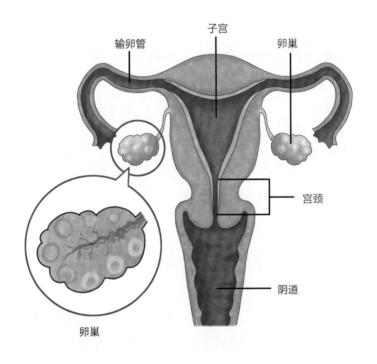

图 1 女性内生殖器示意图

2 卵巢有什么作用？

卵巢是女性重要的性腺器官，主要功能在于排卵和分泌性激素。

（1）卵巢可以产生卵子并排卵

卵泡是卵巢的基本功能单位，在女性的胚胎期便开始发育，分为始基卵泡、窦前卵泡、窦卵泡和成熟卵泡4个阶段。每个女性在出生时有100万～200万个始基卵泡，儿童期多数卵泡退化，青春期时只剩30万～40万个。青春期开始后，在下丘脑–垂体–卵巢轴（HPO）的调控下，每一个月经周期内有3～11个卵泡发育，但是经过募集、选择，其中只有1个卵泡可以完全成熟，并排出卵子，其余卵泡则先后退化，形成闭锁卵泡。每个女性一生只有400～500个卵泡可以发育成熟并排出。

卵子的产生与排出对女性月经周期的维持及孕育至关重要。始基卵泡发育成为窦前卵泡需要9个多月，窦前卵泡发育至成熟卵泡，也就是我们所说的排卵前卵泡（直径18～20 mm）需要85天，约3个月经周期。

（2）合成并分泌性激素

除产生生殖细胞外，卵巢的功能还有分泌性激素，包括雌激素、孕激素和少量的雄激素。

卵泡可分泌雌激素，分泌量随卵泡的增长而增加，排卵前达到峰值，可发挥正反馈调节作用，刺激下丘脑释放促性腺激素释放激素（GnRH），引起垂体释放促性腺激素，出现黄体生成素（LH）/卵泡刺激素（FSH）峰，在LH峰作用下，卵母细胞随即进行两次减数分裂，并停留在第二次减数分裂中期，成为具有受精能力的成熟卵子，之后在各种调节蛋白及因子的作用下卵泡破裂，卵子排出。卵子排出后卵泡壁塌陷，卵泡壁的卵泡颗粒细胞和内膜细胞向内入侵，与周围的外膜共同形成黄体，黄体可分泌雌激素和孕激素。若卵子受精，黄体则在人绒毛膜促性腺激素（hCG）的刺激下转变为妊娠黄体，在妊娠3个月末退化。卵子若未受精则在排卵后9～10日退化，衰退后月经来潮，开始新的周期。

雌激素可促进女性第二性征发育，促进和维持子宫发育，使宫颈黏液分泌增加、性状变稀薄以促进精子通过，增强输卵管肌节律性收缩，促进孕卵输送，降低循环胆固醇水平，维持血管张力，促进骨基质代谢、维持正常骨质等；孕激素可使子宫内膜转化为进入泌期，为受精卵着床及后续胚胎发育做准备，可抑制子宫收缩，有利于胚胎和胎儿在宫内生长发育，还可在适当时机协同拮抗雌激素作用；雄激素主要由肾上腺分泌，部分由卵巢分泌，可促进蛋白合成及肌肉生长，在排卵前促进非优势卵泡闭锁，提高性欲。卵巢分泌的雄激素还可转化为雌激素发挥作用。

3 如何解读性激素六项报告？

女性激素六项包括：卵泡刺激素（FSH）、黄体生成素（LH）、雌二醇（E_2）、孕酮（P）、睾酮（T）、催乳素（PRL）。要想读懂性激素六项报告，我们就要先了解HPO及女性性激素水平的变化。

（1）HPO与女性性激素水平变化

HPO即下丘脑-垂体-卵巢轴，顾名思义包含下丘脑、垂体和卵巢3个部分（见图2）。每个月经周期中，下丘脑释放促性腺激素释放激素（GnRH），GnRH可以作用于垂体，促进垂体分泌促性腺激素，即FSH和LH，FSH和LH分泌增加可促进卵泡发育及

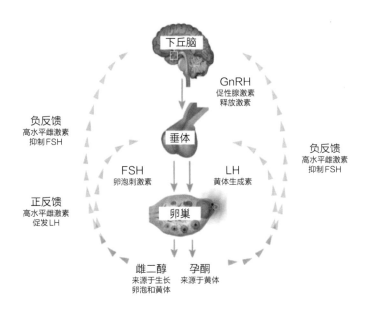

图2　下丘脑－垂体－卵巢轴示意图

E_2 分泌，随着卵泡不断增大，E_2 水平迅速升高，排卵前的成熟卵泡分泌 E_2 水平超过 200 pg/mL，持续 48 小时后对下丘脑和垂体产生正反馈作用，形成 LH 和 FSH 峰，并在其作用下完成排卵。排卵后 FSH 和 LH 均急速下降，在少量 FSH 和 LH 的作用下，黄体发育成熟，分泌 P 和 E_2，排卵后 7～8 日 P 达到峰值，E_2 也迎来第二次小高峰，此时，雌、孕激素发挥负反馈作用，导致垂体 FSH 和 LH 分泌减少。若卵子未受精，黄体萎缩，雌、孕激素水平降低，对下丘脑和垂体的抑制解除，FSH和LH分泌增加，开始新的月经周期。

细心的女性可能发现了，我们前面没有提到性激素六项中的T和PRL。T主要是由卵巢及肾上腺皮质产生，可以在芳香化酶的作用下转化为E_2，是合成E_2的前体物质。PRL则是由腺垂体分泌的一种多肽蛋白激素，主要功能是促进乳房发育及乳汁分泌。

（2）不同时期检测性激素水平的意义

一个月经周期，根据卵泡的发育情况可以分为卵泡期、排卵期和黄体期。月经周期的任何时段都可以进行性激素水平检测，但是在不同时段我们的检测目的是不同的。我们常常在月经来潮的第2～3天检查性激素是因为这个时间段是卵泡发育早期，各项激素水平都处于低值，有助于更好地了解基础激素水平，判断卵巢功能；在下次月经来潮前14天，也就是排卵期，一般会检测E_2、LH、P水平，主要是为了判断排卵情况；在黄体中期再次检测P，主要是为了评估是否发生排卵。

需要注意的是，进行人工周期治疗，或服用避孕药等激素药物会影响性激素水平，需停药3个月后进行性激素水平检测，月经长期不来潮的患者则可以随时检测性激素水平。

（3）异常值反映的常见疾病

① FSH、LH

基础FSH、LH水平低于正常值应注意下丘脑或垂体疾病，如下丘脑或垂体性闭经、希恩综合征等；FSH、LH高于正常值往往存在卵巢功能异常，如多囊卵巢综合征、卵巢储备功能减退等（诊断标准见本书"了解常见卵巢疾病"的相关内容）。

② E_2

基础E_2升高首先排除是否妊娠或存在外源性雌激素影响，持续升高关注是否存在促性腺激素肿瘤、雌激素肿瘤等。此外，基础E_2升高还可能提示卵巢功能下降，但需要结合抗米勒管激素（AMH）、窦卵泡计数（AFC）、血清基础FSH水平等指标综合判断。

排卵期E_2升高应结合LH判断是否为正常的排卵前峰值。超促排卵的患者还可以通过E_2水平判断是否存在患卵巢过度刺激综合征（OHSS）的风险，$E_2 \geqslant 5000$ ng/L是预测重度OHSS的指标。排卵期E_2低提示卵巢功能降低，需要结合其他指标及临床症状判断具体的病变部位。

③ P

卵泡期P处于低水平，若升高则考虑妊娠、肾上腺皮质增生等。黄体中期P > 16 nmol/L（5 ng/mL）提示有排卵，否则提示无排卵；黄体期P水平的提前下降，提示黄体功能不全。

④ T

T水平升高常见于多囊卵巢综合征、分泌雄激素的肾上腺或卵巢肿瘤等，需结合患者的高雄体征及其他指标综合判断。高雄体征包括痤疮、黑棘皮症、多毛等。

⑤ PRL

PRL水平降低常见于希恩综合征等垂体受损的疾病；PRL升高则提示妊娠或高催乳素血症，若大幅度升高应注意是否存在垂体肿瘤，此外，部分抗精神病药物的使用也会导致PRL升高。

需要注意的是，PRL分泌不稳定，容易受到情绪、运动、性交、饥饿、进食等各种应激的影响，因此检查前应避免上述干扰因素，并建议在上午9：00—10：00空腹抽血。PRL升高应进行复查，不可轻易诊断为高催乳素血症。

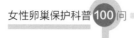 4 卵巢与生育有什么关系?

卵巢可以产生卵子并排卵、合成并分泌性激素,这两点对于生育都是至关重要的。卵子是女性的生殖细胞,只有卵子发育成熟并排出才可与精子结合成为受精卵,进而发育成胚胎,卵子的有无以及质量的优劣直接决定女性能否成功妊娠。

卵巢合成并分泌性激素可促进受孕,并在孕产期为女性保驾护航。雌激素可以促使宫颈黏液分泌增加,使其性状变稀薄,有利于精子通过,还可以增强输卵管肌节律性收缩,促进受精卵输送;孕激素可使增殖期子宫内膜转化进入分泌期,子宫内膜营养充盛可为受精卵着床及后续胚胎发育做准备,孕激素还可降低子宫平滑肌的兴奋性及其对缩宫素的敏感性,抑制子宫收缩,有利于胚胎和胎儿在宫内生长发育。

5 卵子可以再生吗?

卵子不可再生。早在女性的胎儿期,卵泡的耗竭就已经悄然发生了。女性出生时有 100 万～ 200 万个卵泡，儿童期多数卵泡发生退化，至青春期只剩下30万～40万个。然而育龄期女性每个月一般只有一个优势卵泡排出，这好比千军万马过独木桥，是一个自然淘汰的生理过程。最终只有400～500个卵泡发育成熟并排出卵子，其余的卵泡则通过细胞凋亡的机制自行退化。到了绝经期，女性卵巢内的卵泡已经被耗竭。

育龄期女性的卵巢功能随着年龄增大逐渐衰退，并且没有特效药可以阻碍这个进程。因此科学备孕不仅要做好各项准备，备孕时机的合理选择也十分重要，正如古人云"花开堪折直须折，莫待无花空折枝"。同时，健康的生活方式，如戒烟限酒、适当运动、作息规律、营养均衡、心情舒畅等，对于不可再生的卵巢功能的保护也十分重要！

❓6 一个月经周期可以排出多枚卵子吗?

正常女性生育期每个月都会有一批卵泡发育，经过"筛选"，一般只有其中对促性腺激素最敏感、阈值最低的一个卵泡才能成为优势卵泡，可以完全发育成熟并排出卵子，其余的卵泡发育到一定程度后便自行退化，但偶尔也可能会有两颗或者两颗以上卵子在同一批次中排出来。

一部分因排卵障碍、不孕等原因寻求辅助生殖技术的女性，由于使用促排卵药物诱发排卵，改变了体内促性腺激素的水平并延长了其作用时间，使反应阈值高的卵泡有可能被刺激而发育成熟，因此可同时获得多颗卵子。但需要注意的是，促排卵有一定的风险，必须在生殖内分泌科室医生的指导下进行。

7 精卵如何结合？精卵排出后可以存活多久？

排出后的卵子被输卵管伞部抓取进入输卵管，借助平滑肌收缩和纤毛摆动引起的输卵管液流动，卵子被输送至输卵管壶腹部等待精子的到来。

男性每次可排出 2 亿～ 5 亿个精子，这些小精子需要通过宫颈管、宫腔才能到达输卵管与卵子结合。但是沿途关卡重重，绝大多数精子"壮烈牺牲"，它们有的被宫颈黏液阻挡，有的在宫腔内被白细胞吞噬，有的迷路走向了另一侧输卵管，最终只有数百至数千个精子可以遇到卵子。但是相遇并不是故事的结束，卵子周围的放射冠和透明带会阻挡精子进入，精子获能后头部可以分泌顶体酶溶解放射冠和透明带，为自己打开通路，就在这开辟通路的过程中又有许多精子倒下，直到通道打开的一瞬间，第一个也是最幸运的一个精子进入卵子后，精卵融合形成受精卵，受精卵不断分裂后向宫腔移动，并植入子宫内膜完成着床。

值得注意的是，精卵在排出后也是有保质期的，精子的受精时限是48～72小时，卵子的时限是12～24小时，超时仍未受精的话就会被人体吸收。正常女性一个月仅排一颗卵子，因此准确预测排卵日对于提高受孕成功率非常关键。

❓ 8 如何计算排卵日？

计算排卵日可以帮助备孕的女性抓住时机，帮助不备孕的女性避开排卵，所以不论是否有生育计划，女性都应该掌握排卵日的计算方法。

（1）根据月经周期推算

排卵多发生在下次月经来潮前14天左右。这是因为排卵后卵泡壁塌陷，周围细胞向内侵入形成黄体，若卵子未受精，黄体在排卵1周后开始退化，黄体功能限于 12 ～ 16 天，黄体衰退后月经来潮，开始新的月经周期。因此，月经周期规律的女性，可以根据月经周期反推预测排卵日。

但是环境、药物、精神心理等诸多因素均会改变月经周期，单纯根据月经周期推算往往无法准确估计排卵日。另外，月经周期不规律的女性，也难以用该方法来推算自己的排卵日。

（2）测量基础体温

基础体温也称静息体温，在月经来潮后及卵泡期基础体温比较低（36.6 ℃以下），排卵后基础体温上升 0.3 ～ 0.5 ℃，可以此作为判定排卵日的标志之一。世界卫生组织对排卵日的定义为：基础体温比前 6 天的平均数上升 0.2 ℃并维持一定天数者，上升的前一天可算作排卵日。

基础体温测量方法：睡前将水银体温计甩至 36 ℃以下，放在伸手能取到的地方，第二天清晨在安静不动的情况下测 5 分钟口腔体温。上夜班的女性要在保证 4 ～ 6 小时的充足睡眠后再测量。将每天的体温记录在基础体温单上，最后画成曲线，体温变化曲线呈双相性提示有排卵，呈单相性提示无排卵。排卵正常的女性基础体温升高可以维持 12 ～ 14 天，短于 10 天提示有黄体发育不健全的可能。但也有例外情况，比如患未破卵泡黄素化综合征的女性的基础体温曲线虽呈双相性，但实际上有排卵障碍，这是因为基础体温的测量容易受很多因素的干扰，由此推算排卵日有时有一定困难，但其优点是经济、简便。

（3）宫颈黏液

在卵巢性激素的影响下，宫颈腺细胞分泌宫颈黏液。月经干净后，体内雌激素水平很低，因此宫颈管分泌的黏液量也很少。随着优势卵泡的发育成熟，体内雌激素水平不断升高，接近排卵期时宫颈口松弛达 1 ～ 3 mm，宫颈黏液分泌量也随之增加，黏液呈稀薄、透明状，拉丝度可达 10 cm 以上，容易被精子穿透。这个时候白带逐渐透亮，呈现鸡蛋清样。但并不是每个女性都能明显感知白带的变化，因此这个方法并不适合所有女性，并且仅凭白带变化来预测排卵日也不够精确。

（4）排卵试纸检测

排卵前黄体生成素（LH）迅速上升，因此 LH 峰可以作为即将排卵的标志，多出现于卵泡破裂前 36

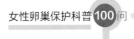

小时左右。

排卵试纸检测的是小便中的LH，小便LH峰一般比血LH峰推迟6～7个小时。排卵期小便中LH浓度明显增加，与试纸中的预先固相的LH单克隆抗体结合，继而在检测区出现红色条带。当检测区的红色条带颜色比对照区的条带深或者颜色相近时，提示LH水平已经明显升高。LH从开始升高到峰顶约需16个小时，当排卵试纸出现弱阳性时，建议每天至少测定两次，以增加抓住LH强阳的机会。

很多LH试剂盒设定检测浓度为20～40 IU/L或更高，是为了避免某些疾病（如多囊卵巢综合征）患者的基础LH值有异常增高影响检测结果。当LH试纸强阳时，可连续两天安排同房以增加妊娠成功率。

（5）B超监测卵泡发育

一般从月经周期的第10～12天开始B超监测卵泡，还可同时观察子宫内膜情况。B超监测卵泡往往需要进行多次，根据卵泡大小决定下一次监测卵泡的时间，B超监测卵泡的生长发育及优势卵泡的破裂是排卵的有力证据，并可以鉴别部分未破卵泡黄素化综合征患者。

正常月经周期中卵泡发育速度比较恒定，早期卵泡直径每天增长 1 ～ 3 mm，最快每天增长 4 mm，越接近排卵期增长速度越快，排卵前 5 小时甚至可增加 7 mm，因此，很多女性常在排卵前感觉下腹胀痛。优势卵泡最大直径范围为 17 ～ 24 mm。在排卵预测中卵泡增长的速度比卵泡大小更为重要，卵泡增长速度的异常可能与卵子质量下降相关。

（6）生殖激素检测

①雌二醇：排卵前的成熟卵泡分泌的雌二醇水平超过 200 pg/mL，排卵后卵泡液中的雌激素释放至腹腔，血液中的雌激素水平下降。

②黄体生成素：排卵前会形成LH峰，峰值（40 ～ 200 IU/L）为卵泡期基础水平的 8 倍以上。起始峰在排卵前 32 小时，峰顶在排卵前 16.5 小时。

通过上面的介绍，大家应该了解到，直观的B超监测卵泡结合全面的生殖激素检测及临床症状，可以更精准地推算排卵日。因此，对于生育困难的夫妇，为避免单项检测方法的局限性或误差，建议综合多种方法预测排卵日以提高妊娠成功率。

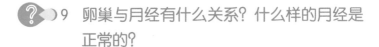

9 卵巢与月经有什么关系？什么样的月经是正常的？

卵巢的周期性变化可影响性激素分泌，促使子宫内膜也产生相应的周期性改变，子宫内膜伴随卵巢周期性变化而出现的周期性脱落及出血便是月经。

子宫内膜的周期性变化过程分为增殖期、分泌期和月经期。月经周期第 5 ～ 14 天为增殖期，在此期间，随着卵泡逐渐长大成熟，雌激素分泌增加，子宫内膜表面上皮、腺体、间质、血管增殖，子宫内膜增厚；月经周期第 15 ～ 28 天为分泌期，对应卵巢周期中的黄体期，排卵后黄体分泌孕激素、雌激素，促使增殖期内膜继续增厚，血管增加，内膜间质疏松水肿，富含营养物质，有利于孕卵着床；月经周期第 1 ～ 4 天即月经期，若孕卵未着床，卵巢内黄体退化，雌、孕激素骤然下降，子宫内膜崩解脱落、出血即月经来潮。之后子宫内膜修复开始新的周期。

那么正常的月经又是什么样的呢？想要知道自己的月经是否正常，需要关注以下 4 点。①月经周期：一般以月经来潮的第一天开始计算，两次月经第一天的间隔便是一个月经周期，月经周期通常为 28 ～ 30

天，提前或延后在 7 天以内可视为正常，超过 7 天则要引起重视。②经期：月经持续的时间称为经期，一般为 2 ～ 7 天，平均 4 ～ 6 天，持续时间在 2 天以内则经期过短，超过 7 天称为经期延长。③经血颜色：经血一般呈红色或暗红色，若出现黑色或伴有黑色血块则为异常。④经量：一次月经来潮的出血总量称为经量，正常的经量为 20 ～ 60 mL。如果经量少于平时正常量的 1/2，或点滴即净，使用护垫就可以，连续两个周期及以上称为月经过少，要及时去医院就诊。如果每次经量多于 80 mL 或超出正常量 1 倍以上，连续两个周期及以上则称为月经过多，需及时就诊并关注是否贫血。

 10 为什么每个人的绝经时间不一样?

绝经是女性要经历的一个必然的生理过程，绝经后身体开始加速走向衰老，因此很多女性内心非常抗拒。我国女性的绝经年龄一般在 45 ～ 55 岁，平均绝经年龄为 49.5 岁，为什么每个女性的绝经时间不一样呢?

月经的来潮与卵巢中卵泡的生长、排出及激素分泌密切相关。当卵巢功能衰退，卵泡耗尽，不再排卵时，就无法分泌雌、孕激素刺激子宫内膜生长转化，便会绝经。生活习惯、身体健康情况、孕产次数、遗传因素等均会影响卵泡损耗速度，因此每个女性的绝经时间也会不同。

❓ 11 少一侧卵巢的女性还能怀孕生子吗?

卵巢是女性的性腺，其主要功能是产生卵子并排卵以及分泌女性激素。上帝给了女性两个卵巢，可能就是为了最大限度地保存女性魅力和生育力。少一侧卵巢的女性，尽管卵巢功能减少了一半，但是只要剩下的一侧卵巢完好，仍旧可以维持内分泌功能和生育功能。平时注意劳逸结合，保持心情愉悦，健康的生活方式对保护卵巢功能至关重要。如果剩下的一侧卵巢排卵正常，输卵管通畅性良好，少一侧卵巢的女性就有机会和正常女性一样自然受孕。

对于只剩一侧卵巢的女性而言，就医评估卵巢储备功能是非常有必要的，尤其是年龄超过 35 岁的女性可能面临卵巢功能急转直下的严峻考验。倘若仅剩的一侧卵巢功能低下且短期试孕不顺利，应该尽早寻求辅助生殖等更高效的助孕方法。

12 如果我不打算生孩子了，还需要关注卵巢功能吗？

当然需要。卵巢主要有生殖功能和内分泌功能。生殖功能，顾名思义就是生育孩子、繁衍后代的能力。而内分泌功能，就好比滋养鲜花的阳光雨露。女性体态的维持、规律的月经、正常的性生活、稳定的情绪和认知功能、心血管系统及骨骼系统的健康、全身内分泌系统的调节等均与卵巢功能息息相关。如花一般的女性如果失去了卵巢的内分泌功能，就会变得黯然失色，月经紊乱、皮肤松弛、乳房萎缩、性欲减退、潮热出汗、骨质疏松、心情烦躁等问题接踵而至。所以即使没有生育需求，正常的卵巢功能对于维持女性的身心健康和生活质量也是十分重要的，因此需要我们持续关注。

13 常见的卵巢疾病有哪些？

（1）卵巢瘤样病变

滤泡囊肿和黄体囊肿在育龄期女性中最为常见，

多为单侧，壁薄，直径小于 8 cm，多数人无明显症状，常在行妇产科 B 超时发现。滤泡囊肿的形成与成熟卵泡不排卵或闭锁的卵泡持续存在而使卵泡液潴留有关。黄体囊肿的形成与排卵后黄体持续存在、出血有关，怀孕时黄体也可增大形成黄体囊肿。滤泡囊肿和黄体囊肿均为生理性囊肿，观察或口服避孕药2～3个月可自行消失。

（2）卵囊肿瘤

根据组织学分类，卵囊肿瘤可分为上皮性肿瘤、生殖细胞肿瘤、性索间质肿瘤及转移性肿瘤。

①卵巢上皮性肿瘤占原发性卵巢肿瘤的50%～70%和卵巢恶性肿瘤的85%～90%，患者以中老年妇女居多。其中常见的浆液性囊腺瘤占卵巢良性肿瘤的25%，黏液性囊腺瘤占卵巢良性肿瘤的20%。

②卵巢生殖细胞肿瘤占卵巢肿瘤的20%～40%，多发生于年轻妇女及幼女，除成熟畸胎瘤等少数类型以外，大多数为恶性肿瘤。最为人们熟悉的成熟畸胎瘤又称"皮样囊肿"，20～40岁的患者居多，多呈单侧，腔内充满油脂和毛发，有时能看见牙齿或

骨质。

③卵巢性索间质肿瘤占卵巢肿瘤的 5% ～ 8%，这类肿瘤常常有内分泌功能，因此又被称为卵巢功能性肿瘤。

④卵巢转移性肿瘤占卵巢肿瘤的 5% ～ 10%，体内任何部位如乳腺、肠、胃、生殖道、泌尿道等的原发性肿瘤，均可能转移到卵巢。卵巢肿瘤较小时患者多无症状，增大时患者可感腹胀或在腹部触到肿块，出现尿频、便秘、气促、心慌等压迫症状。10% 的卵巢肿瘤可发生蒂扭转（常在体位突然改变，或妊娠期、产褥期子宫的大小、位置改变时发生），约 3% 的卵巢肿瘤会发生破裂，出现腹痛、恶心、呕吐，甚至休克等症状。

（3）卵巢子宫内膜异位囊肿

卵巢子宫内膜异位囊肿为子宫内膜异位症累及卵巢的表现，因此可能同时伴随痛经、不孕、同房时腹痛不适、月经异常等内膜异位症常见症状，血清中 CA125（CA125 为一种肿瘤的标志物）的水平可能增高。卵巢子宫内膜异位囊肿内常常含暗褐色像巧克力样的陈旧性血性液体，因此又被称为"卵巢巧克力囊肿"。月经期卵巢子宫内膜异位囊肿内出血增多，腔内压力增大，可发生反复破裂，流出的"巧克力液"刺激局部腹膜发生炎症反应和组织纤维化，导致卵巢与邻近的子宫、韧带、盆壁、肠管等发生紧密粘连，而使卵巢固定在盆腔内，活动度变差，有时妇科检查还能摸到触痛性结节。

（4）卵巢炎症

卵巢炎症很少单独发生，因为卵巢外面的白膜是天然的保护伞，可以作为良好的防御屏障。当卵巢与邻近发炎的输卵管伞端粘连时可能出现卵巢周围炎，被称为"输卵管卵巢炎"或者"附件炎"。炎症还可以通过卵巢排卵的破孔进一步侵入发展成卵巢脓肿，形成输卵管卵巢脓肿。盆腔炎性疾病的高发年龄为 15 ～ 25 岁，可能与频繁性生活、下生殖道感染（如宫颈炎症、细菌性阴道病）、宫腔手术操作（如刮宫术、输卵管通液术、子宫输卵管造影术、宫腔镜手术）、附近器官炎症（如阑尾炎）、不良卫生习惯等有关。主要症状为下腹痛、发热、阴道分泌物增多，可引起不孕、宫外孕、慢性盆腔痛等后遗症。

（5）卵巢相关的生殖内分泌疾病

分泌性激素是卵巢的主要功能之一，各种原因所致的下丘脑–垂体–卵巢轴功能异常均可产生相应的生殖内分泌疾病，包括排卵障碍相关的异常子宫出血、卵巢性闭经（因卵巢早衰、卵巢性索间质肿瘤、多囊卵巢综合征等所致闭经）、绝经综合征、早发性卵巢功能不全等。

14 卵巢疾病会影响其他器官吗？

卵巢疾病可对全身多个脏器产生影响，主要表现为卵巢肿瘤对邻近脏器的影响及卵巢分泌的性激素所产生的作用。

卵巢肿瘤增大时可对邻近的消化道、泌尿道、心血管、两肺等脏器产生压迫或侵袭而产生腹胀、腹痛、便秘、尿频、气促、心悸等症状。卵巢恶性肿瘤晚期可有消瘦、贫血等全身消耗的恶病质表现，若出现了其他脏器的转移，可伴随相应的症状。

卵巢性激素除了对子宫、输卵管、阴道等女性生殖器发挥重要生理功能，对神经系统、乳腺、机体代谢也十分重要。卵巢功能减退时，近期会出现月经紊乱、潮热等血管舒缩症状，失眠等自主神经失调症状，情绪波动大等精神神经症状；远期则可出现泌尿生殖道萎缩症状、骨质疏松、阿尔茨海默病、冠心病等心血管病变。相反，某些卵巢肿瘤因分泌过量的性激素，青春期前患者可出现性早熟，生育年龄患者可出现月经紊乱、继发贫血，绝经后患者可有不规则阴道出血，常合并子宫内膜增生，甚至子宫内膜癌。这些肿瘤还可能增加乳腺癌或其他性激素依赖性恶性肿瘤、血栓、系统性红斑狼疮等风湿免疫疾病的风险。

15 其他系统疾病会影响卵巢功能吗？

正常的卵巢功能是由下丘脑-垂体-卵巢轴的正常运转来维持的。下丘脑在中枢神经系统控制下，受到兴奋产生促性腺激素释放激素，通过丘脑下部与垂体之间的门脉系统进入腺垂体，使腺垂体分泌卵泡刺激素（FSH）和黄体生成素（LH），这些垂体激素使卵巢内的卵泡发育成长，并随着卵泡的逐渐发育成熟分泌性激素。任何直接或间接所致的下丘脑-垂体-卵巢轴异常都将导致卵巢生殖内分泌功能的失衡。

（1）神经内分泌系统疾病对卵巢功能的影响

①下丘脑：下丘脑促性腺激素释放激素低下、卡尔曼综合征、精神神经厌食等。

②垂体：高催乳素血症、垂体促性腺激素缺乏症、席恩综合征。此外，颅内感染后可能影响中枢对卵巢的调控，颅底创伤累及垂体柄或下丘脑可致卵巢功能异常；精神因素如情绪波动、极度悲伤、忧虑等可加速卵巢功能减退；抗精神病药物（如氯丙嗪、奋乃静）可使催乳素增高、促性腺激素释放激素分泌减少而影响卵巢功能。

③甲状腺：甲状腺素（T_4）和三碘甲状腺原氨酸（T_3）对性腺的发育成熟、维持正常月经和生殖功能有重要影响。无论甲亢还是甲减，都会导致月经失调、生育能力下降，这可能是因为甲状腺激素影响下丘脑促性腺激素释放激素的信号转导，导致垂体分泌的促性腺激素（黄体生成素/卵泡刺激素）改变，继而影响下游调控的卵巢功能。

④肾上腺：肾上腺皮质是女性雄激素的主要来源。肾上腺功能异常而出现雄激素过多时可抑制下丘脑分泌促性腺激素释放激素，并对抗雌激素，使卵巢

功能受到抑制而出现月经紊乱、闭经。另外，肾上腺分泌的糖皮质激素过多时也可抑制促性腺激素的分泌而引发相同的效应。

⑤胰腺：胰岛素依赖型糖尿病常伴有卵巢功能低下，高胰岛素血症患者体内过多的胰岛素将促进卵巢产生过多的雄激素而发生高雄激素血症，导致月经失调。

（2）其他系统疾病对卵巢功能的影响

利血平等抗高血压药可通过促进去甲肾上腺素的合成造成催乳素升高而影响卵巢功能。肾功能不全时经肾代谢的激素如催乳素增加，继发高催乳素血症而影响卵巢功能。原发于胃和结肠的恶性肿瘤可转移至卵巢，称为"卵巢库肯勃瘤"。西咪替丁等抑制胃酸分泌的药也可促进催乳素分泌而影响卵巢功能。幼年患腮腺炎或有结核分枝杆菌感染可并发卵巢炎而破坏卵巢组织，带状疱疹可通过神经刺激促进催乳素分泌影响卵巢功能。各系统恶性肿瘤的放化疗均会造成卵巢功能减退。

我们身体的各个脏器分工合作、各司其职却紧密相关。正如古语所云"牵一发而动全身"，卵巢功能的改变会影响各脏器的正常运行，反过来，各脏器的异常也可能引发卵巢功能的紊乱。

16 什么是多囊卵巢?

多囊卵巢（PCO）是超声检查过程中对卵巢形态的一种描述。顾名思义，卵巢呈现多囊样改变：在B超下可以见到卵巢增大，包膜回声增强，轮廓较为光滑，间质回声增强，一侧或双侧卵巢各有 12 个及以上直径为 2 ～ 9 mm 无回声区，和（或）卵巢体积 ≥ 10 mL，围绕卵巢边缘，呈车轮状排列，称为"项链征"（见图 3）。

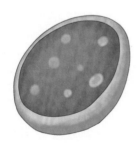 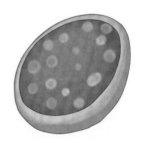

正常卵巢　　　　　　　　　多囊卵巢

图 3　正常卵巢与多囊卵巢对比图

17　多囊卵巢与多囊卵巢综合征一样吗？

不一样。

多囊卵巢综合征（PCOS）是以雄激素过高为临床和生化表现、持续无排卵、卵巢有多囊改变，可伴有胰岛素抵抗和肥胖等为特征的一组临床综合征，是女性常见的妇科内分泌疾病之一。而多囊卵巢是对卵巢形态的描述，并非多囊卵巢综合征所特有，正常排卵及一些有其他疾病的育龄期女性也可能出现同样的超声征象。另外，某些卵巢肿瘤，如卵巢黏液性囊腺瘤因切面呈多房状，也可在B超下出现类似多囊卵巢的征象。

18　多囊卵巢综合征常见吗？

多囊卵巢综合征（PCOS）是一种常见的妇科内分泌疾病，全世界育龄期妇女中PCOS的患病率为5.6% ～ 35.3%，我国育龄期妇女中PCOS的患病率为5.6%左右，全世界青春期女性PCOS的发病率为8.3% ～ 10%，我国约为5.74%。由于PCOS患者远期并发2型糖尿病、代谢综合征、不孕、子宫内膜癌等疾病的概率较大，严重影响患者健康，因此，现在倡

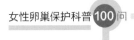

导对PCOS的关注应从青春期开始，尽早发现有PCOS高发倾向的女性，及时进行健康教育、生活方式干预及个体化治疗，提高其健康管理水平，预防相关并发症发生。

❓19 如何判断自己是否患有多囊卵巢综合征？

患有多囊卵巢综合征的女性常常伴有月经异常，如果你在月经异常的同时，超声提示有多囊卵巢改变，或具有高雄激素的临床表现或患有高雄激素血症，就要考虑患有多囊卵巢综合征的可能。

异常月经以月经稀发即月经后期居多，闭经及异常子宫出血次之，偶见规律的无排卵月经。多囊卵巢综合征患者很多表现为无排卵，部分表现为稀发排卵或黄体功能不足。因无排卵不产生孕酮，子宫内膜长期在雌激素刺激下呈现不同程度增生，容易发生子宫内膜不典型增生甚至子宫内膜癌等内膜病变。无排卵还可导致不孕，在众多无排卵不孕的病因中多囊卵巢综合征约占 1/3。

高雄激素的临床表现主要为多毛和痤疮。多毛以性毛为主，阴毛浓密，呈男性化特征，延及肛周、腹股沟或腹中线等处，出现上唇、下颌细须，乳晕周围长毛等不同程度的多毛症状。在这部分患者中，油脂性皮肤及痤疮也很常见，这可能是由于过多的雄激素刺激皮脂腺分泌旺盛。此外，月经期的基础内分泌检测也可提示高雄激素血症，但多囊卵巢综合征的睾酮水平通常不超过正常范围上限的两倍。

多囊卵巢是多囊卵巢综合征超声检查过程中常见的一种卵巢形态，B超下见卵巢增大，包膜回声增强，轮廓较光滑，间质回声增强，一侧或双侧卵巢各有12个及以上直径为 2 ～ 9 mm 无回声区，和（或）卵巢体积 ≥ 10 mL，围绕卵巢边缘，呈车轮状排列。

除此之外，肥胖、黑棘皮症（对称性阴唇、颈背部、腋下、乳房下和腹股沟等处皮肤皱褶部位出现灰褐色色素沉着，皮肤增厚）、胰岛素抵抗和高胰岛素血症、黄体生成素（LH）/卵泡刺激素（FSH）比例异常（高至 2 以上）、高催乳素血症、高肾素血症、高抗米勒管激素（AMH）等均是多囊卵巢综合征的常见表现（见图 4）。由于多囊卵巢综合征的异质性高，每个患者的表现不尽相同，当怀疑自己可能患有多囊卵巢综合征时建议进一步诊治，同时还应获取更加专业的备孕优生指导。

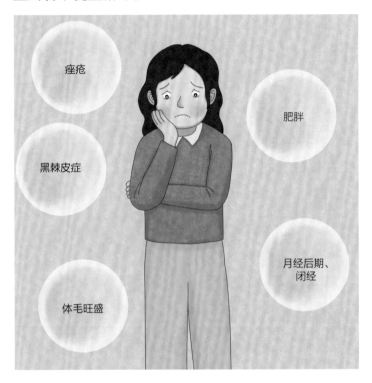

图 4　多囊卵巢综合征的临床表现

20　月经周期长就一定是多囊卵巢综合征吗?

　　月经周期超过 35 天提示月经周期长,可能有排卵障碍。尽管青春期及生育年龄最常见的排卵障碍就是多囊卵巢综合征，但月经周期长不一定是因为多囊卵巢综合征，还可能患有以下常见的 4 类疾病。

（1）下丘脑性排卵障碍

精神应激、下丘脑分泌多巴胺减少、神经性厌食及体重急剧下降、剧烈运动、季节影响、药物、肥胖性生殖无能营养不良症、卡尔曼综合征、促肾上腺激素释放激素缺陷、下丘脑肿瘤均可导致下丘脑功能异常而出现排卵障碍。

（2）垂体性排卵障碍

垂体肿瘤、高催乳素血症、希恩综合征、空蝶鞍综合征均可导致垂体功能异常而出现排卵障碍。

（3）其他卵巢性排卵障碍

卵巢不敏感综合征、早发性卵巢功能不全及卵巢早衰、先天性卵巢发育不全、21-羟化酶缺陷、卵泡膜细胞增殖症、肿瘤等均可导致排卵障碍。

（4）甲状腺疾病

其他引起高雄激素的疾病也可出现类似多囊卵巢综合征的表现，如库欣综合征、先天性肾上腺皮质增生症等。

目前，国内育龄期多囊卵巢综合征的诊断标准除了月经异常外，需再符合下列两项中的一项：①高雄激素临床表现或高雄激素血症；②超声下表现为多囊卵巢。同时逐一排除其他可能引起高雄激素的疾病和引起排卵异常的疾病才能确定多囊卵巢综合征的诊断。

出现月经周期长、月经稀发时应及时就医，由临床医生判别病因，从而确定有效的诊疗方案，精准治疗。

21 青春期多囊卵巢综合征的诊断标准与育龄期的有什么不同？

育龄期多囊卵巢综合征的诊断根据 2011 年中国多囊卵巢综合征的诊断标准，采用以下诊断名称。

（1）疑似多囊卵巢综合征

月经稀发或闭经或不规则子宫出血是诊断的必需条件。另外再符合下列两项中的一项：

①高雄激素的临床表现或高雄激素血症；

②超声下表现为多囊卵巢。

（2）确诊多囊卵巢综合征

具备上述疑似多囊卵巢综合征的诊断条件后，还必须逐一排除其他可能引起高雄激素的疾病和引起排卵异常的疾病才能确定多囊卵巢综合征的诊断。

青春期多囊卵巢综合征的诊断必须同时符合以下3个指标：

①初潮后月经稀发持续至少2年或闭经；

②高雄激素的临床表现或高雄激素血症；

③超声下卵巢呈多囊卵巢表现。同时应排除其他疾病。

青春期以前，大脑对雌激素的负反馈敏感，下丘脑-垂体-卵巢轴处于抑制状态，因此卵巢的生殖内分泌功能也处于抑制状态。至青春期，这种负反馈敏感性逐步降低，卵巢功能也逐步解脱抑制状态，卵巢分泌的雌二醇正反馈启动下丘脑促性腺激素释放激素及垂体的黄体生成素、卵泡刺激素，因而青春期女孩初潮后一阶段常出现不排卵性月经周期。青春期短时间的月经异常可能属于正常生理范畴，所以青春期多囊卵巢综合征的诊断标准较育龄期更强调月经稀少的持续时间为至少两年。

22 导致多囊卵巢综合征的原因是什么？

关于多囊卵巢综合征的发病原因及机制至今尚未阐明，但比较一致的观点是认为本症是多个病因引起的共同最终表现。有以下 6 个有关发病机制的学说。

（1）多囊卵巢综合征的青春发育亢进学说

近年来研究发现，多囊卵巢综合征的病理生理与青春期的变化关系密切。

（2）下丘脑神经内分泌功能异常

下丘脑分泌的促性腺激素释放激素调控下游垂体黄体生成素的分泌，促性腺激素释放激素分泌、动力学异常，LH 脉冲频率与幅度升高，LH 分泌增多是多囊卵巢综合征的特点。

（3）胰岛素作用异常

多囊卵巢综合征的患者中有 30% ～ 70% 存在高胰岛素血症、胰岛素抵抗。正常青春期可有生理性胰岛素抵抗的出现，但由于先天或后天因素（如肥胖等），高胰岛素血症、胰岛素抵抗持续至成年，即可引起多囊卵巢综合征的发生。

（4）肾上腺功能异常

肾上腺酶的功能异常及肾上腺雄激素对促肾上腺激素的刺激反应过度敏感，可能会引起多囊卵巢综合征的发生。

（5）遗传因素的作用

姐妹、母女、双胎等常被发现有多囊卵巢综合征的表现。目前的研究提示多囊卵巢综合征并非单一染色体缺陷的结果，亦有宫内或宫外环境因素的影响，还可能涉及糖代谢和类固醇激素的合成。

（6）胰岛素样生长因子/胰岛素样生长因子结合蛋白系统异常

目前的研究提示胰岛素样生长因子/胰岛素样生长因子结合蛋白系统异常不是多囊卵巢综合征的原发病因，但可能对卵泡不成熟与无排卵有维持作用。

综上所述，多囊卵巢综合征的发生病因非常复杂，有些是先天及遗传因素决定的，有些受后天因素影响。很多后天因素，如过度进食、肥胖、熬夜等不良生活习惯造成的糖代谢异常、胰岛素升高、内分泌紊乱是可以有效规避的。"有则改之，无则加勉"，健康的生活方式对备孕及优生都是十分必要的。

23 瘦多囊与胖多囊有什么异同?

瘦多囊与胖多囊本质上都是多囊卵巢综合征患者,因此可能都具有排卵障碍、月经稀发、异常子宫出血、多毛、痤疮、高雄激素血症、多囊卵巢超声改变、胰岛素抵抗等其中的几个表现。

50%的多囊卵巢综合征患者偏胖或肥胖(体重指数 $\geqslant$ 25 kg/m^2),且常呈腹部肥胖型(腰围/臀围 $\geqslant$ 0.8)(此类患者俗称"胖多囊";相对应的偏瘦患者俗称"瘦多囊")。研究发现,胖多囊可能比瘦多囊更易发生糖代谢的空腹血糖、胰岛素及脂代谢的总胆固醇、甘油三酯、低密度脂蛋白等多项指标异常,并且胖多囊体内的同型半胱氨酸更高,提示叶酸代谢可能受到影响。另外,胖多囊较瘦多囊妊娠率低得更多,流产率增高。在不孕症患者中,胖多囊比瘦多囊呈现更严重的高雄激素血症、多毛、高胰岛素血症及胰岛素抵抗。因此,建议将减重作为胖多囊备孕的第一步。

❓❓ 24 来月经就表示卵巢可以排卵吗？

我们在"卵巢与月经有什么关系？"中介绍过月经是子宫内膜伴随卵巢周期性变化而出现的周期性脱落及出血，而排卵是卵巢周期性变化中的一个重要环节，因此月经与排卵关系密切，如果没有排卵，就不会有月经。

女性下丘脑-垂体-卵巢轴紊乱时可能会导致不排卵，但是同样有少量阴道出血，这被称为无排卵性异常子宫出血（即AUB-O），是异常子宫出血的一种，请注意，这是"出血"，不是"月经"。无排卵时卵巢只分泌雌激素，没有孕激素分泌，因此子宫内膜只有增生期变化，当雌激素下降到一定水平时，子宫内膜脱落，出现异常子宫出血。

引起女性无排卵的原因主要为卵巢病变，包括先天性卵巢发育不全、多囊卵巢综合征、卵巢早衰、卵巢肿瘤等；长期处于紧张、焦虑、愤怒、忧伤等不良情绪，或患希恩综合征、高泌乳血症等导致的下丘脑-垂体-卵巢轴功能紊乱；其他全身疾病，如重度营养不良、甲亢等也可引起排卵异常，导致异常子宫出血。

25 如何知道自己是否有排卵?

女性们经常好奇,如何才能知道自己是否有排卵呢?其实我们在"如何计算排卵日?"中介绍过相关的基础知识,掌握以下5点就可以判断自己的排卵讯息啦!

(1)测量基础体温

每日晨起静息状态下,将体温计放置于舌下测量体温,如体温较之前明显升高0.3 ~ 0.5℃,则显示已经排卵。

(2)观察阴道分泌物

月经周期规律的女性,在下次月经期前14天左右观察阴道分泌物,如果分泌物增多,且呈透明拉丝状,就可能已经排卵了。

(3)排卵试纸检测

排卵试纸即尿LH试纸。如果试纸检测区线条带颜色逐渐变红,尤其是检测区的红色条带颜色比对照区的条带深时,一般提示即将排卵。

(4)B超监测卵泡发育

月经周期规律的女性,推荐在月经周期的第10 ~ 12天通过B超监测卵泡的生长情况,并根据卵泡大小决定下次的监测时间，直至卵泡排出。B超是监测有无排卵最直观、有效的方法。

（5）黄体中期孕酮水平检测

血清中孕酮水平在排卵前较低，在排卵后开始升高。黄体中期检测孕酮（P）＞16 nmol/L（5 ng/mL）则提示有排卵。

26　多囊卵巢综合征真的没有办法治愈吗？

多囊卵巢综合征是一种慢性病，由于发病机制仍未完全阐明，目前并不能通过医学手段来治愈，现多以对症治疗配合生活方式干预为主。多囊卵巢综合征的临床表现因人而异：短期影响包括月经不调、闭经、肥胖、多毛、不孕、反复流产等；长期影响包括患子宫内膜癌的风险升高，糖尿病、高血脂、高血压等代谢和心血管疾病发生的风险升高。

多囊卵巢综合征的对症治疗主要在调整月经周期，满足妊娠需求，减少并发症等方面，所以目前重要的是对已经出现的症状及时进行诊断，并坚持长期管理。患多囊卵巢综合征的女性不要过度担忧，调整生活方式，坚持运动，合理饮食，日常多注意自己身

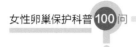

体的变化，及时发现问题并尽早治疗，可大大减少其对健康的不利影响。

27 多囊卵巢综合征会遗传给孩子吗?

多囊卵巢综合征的病因尚未完全明确，目前大部分学者认为该病是遗传因素及环境因素等多种因素共同作用的结果。遗传因素一般与家族性的高血糖、高血脂、高血压有关，环境因素则与后天运动、饮食有关。

研究显示，多囊卵巢综合征患者的宫内微环境可能会对胎儿的生长发育、代谢、神经精神及生殖等系统的发育产生不利影响。多囊卵巢综合征对子代神经精神系统的远期影响主要表现为增加孩子患学习障碍、注意力缺陷、多动症、孤独症等的风险；多囊卵巢综合征对子代代谢的影响主要表现为糖脂代谢异常。

任何慢性病都与生活方式密切相关，因此重点关注多囊卵巢综合征患者子代的饮食及生活作息，可在一定程度上降低其患病的风险。

虽然有一定的遗传性，但并不表示只要母亲患有多囊卵巢综合征，子女就一定携带患多囊卵巢综合征的基因，所以备孕的患多囊卵巢综合征的女性也不要对此太过焦虑。

28 为什么患多囊卵巢综合征后不容易怀孕？

多囊卵巢综合征导致的不孕主要与排卵障碍和子宫内膜功能障碍相关。

（1）无发育成熟的卵泡

正常女性每个月经周期都会有一枚卵泡发育成熟并排出，但是患多囊卵巢综合征的女性体内有多个小卵泡却难以发育成熟，导致无排卵或者稀发排卵，排卵不规律造成月经周期紊乱，难以把握排卵期，因此不容易怀孕。

（2）子宫内膜功能障碍

女性子宫内膜就像是土壤，受精卵如同种子，土壤不够肥沃，种子便无法茁壮成长。多囊卵巢综合征患者体内复杂的内分泌和代谢环境可通过多种途径影响子宫内膜发育，造成子宫内膜功能障碍，容受性下降，影响受精卵着床，导致不孕。此外，内分泌和代谢异常还可增加多囊卵巢综合征患者的流产风险，因此相较于正常人群，多囊卵巢综合征患者更难孕育自己的宝宝。

多囊卵巢综合征的主要特征之一是排卵异常，可能存在不排卵，或者稀发排卵，因此不易怀孕。但是，通过科学的备孕方法，多囊卵巢综合征患者受孕也是很有希望的。

（1）进行孕前咨询

夫妻双方进行孕前检查，确认和纠正引起妊娠失败的危险因素，如糖耐量异常、高血压、高血脂等。同时，调整生活方式，控制体重，纠正代谢异常，可以增加多囊卵巢综合征患者的受孕概率。

（2）诱发排卵

对于持续无排卵或稀发排卵的多囊卵巢综合征患者，采取口服或注射促排卵药物诱发排卵。如果经过3～6个周期的治疗仍未怀孕，患者需进一步检查排除其他导致不孕的因素或更换治疗药物。如果促排卵药物治疗无效，患者还可以考虑腹腔镜卵巢打孔术，但是因其可能导致盆腔粘连和卵巢功能损伤，因此不作为常规推荐。

（3）辅助生殖技术助孕

如果多囊卵巢综合征患者经过上述治疗仍无效或合并其他不孕因素，如高龄、输卵管因素、男性因素等，可选择辅助生殖技术助孕。

30 诊断为多囊卵巢综合征后，医生为什么开避孕药进行治疗？

很多女性在确诊多囊卵巢综合征之后发现医生给自己开了避孕药，更准确地说是短效口服避孕药。短效口服避孕药不同于紧急避孕药，是一种人工合成雌激素和孕激素的复方制剂，可以模拟女性的正常生理周期，对于多囊卵巢综合征患者可谓益处多多。

（1）调整月经周期，防止远期内膜病变

短效口服避孕药含有一定量的雌激素，可增加血液循环中性激素结合球蛋白含量，降低游离雄激素水平。多囊卵巢综合征患者无排卵或稀发排卵，子宫内膜不能定期收到"信号"脱落，子宫内膜过度增生还可能导致子宫内膜病变。短效口服避孕药还含有孕激素，可阻止子宫内膜过度增生，防止子宫内膜发生病变。

（2）缓解痤疮、多毛症

短效口服避孕药可以降低血液中雄激素的水平，改善痤疮、多毛症状。服用短效口服避孕药 3 ～ 6 个月后，50% ～ 90% 的患者痤疮能够得到改善，服用短效口服避孕药 6 ～ 9 个月，多毛症状会有所好转。

但是，我们仍要注意短效口服避孕药可能存在的一些副作用或者不良反应。研究表明，短效口服避孕药可影响脂代谢，因此有学者认为多囊卵巢综合征患者长期服用短效口服避孕药可能增加心血管事件发生的风险。此外，短效口服避孕药可能会增加患静脉血栓的风险，并且随着年龄的增长而增高，因此高龄多囊卵巢综合征患者服用短效口服避孕药应严密监测和评估血栓风险。

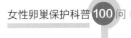 31 激素类药物吃了以后会不会长胖？

激素类药物一般是通过模拟激素在体内的作用，调节人体相应生理功能，从而起到治疗的效果。提到激素，大家总会与变胖画等号。然而，并不是所有激素类药物都会使人变胖，通常大家所说的会使人变胖的激素，主要是用于治疗肾上腺皮质功能减退、自身免疫病等的糖皮质激素，长期服用糖皮质激素会出现向心性肥胖。

多囊卵巢综合征患者常服用的激素，主要是雌激素、孕激素及复方雌孕激素，这些激素主要发挥降低雄激素水平、促使子宫内膜周期性脱落、调整月经等作用。雌、孕激素一般不会影响人体的脂肪代谢，尽管雌激素可引起水钠潴留，可能会导致服药后体重轻微增加，但是增加的并非脂肪，而且孕激素具有拮抗雌激素水钠潴留的作用。

激素类药物是一把双刃剑，在治疗疾病的过程中可能存在一定的副作用，选择用药就是在权衡利弊，因此若确需使用，在临床治疗中要严格把握适应证、用量、治疗周期，这样可大大减少其对人体的不良影响。对于多囊卵巢综合征患者来说，首选的治疗方式是调整生活方式，坚持运动，合理饮食，很多症状不需要用药也可以得到改善。因此，多囊卵巢综合征患者一定要重视调整自己的生活方式，这样就不用担心激素类药物可能带来的不良反应了。

32 多囊卵巢综合征患者需要吃一辈子激素类药物吗?

答案当然是"不需要"。

多囊卵巢综合征患者服用雌激素、孕激素或者复方雌孕激素（短效口服避孕药）是由患者的病情及需要决定的，如果短期内的治疗目的达到了，是可以暂缓或者停药的。

多囊卵巢综合征的控制，不仅仅需要依靠药物，而且需要长期的综合管理，包括体重、饮食、运动、代谢等方面。因此，多囊卵巢综合征患者不需要担心会一辈子吃激素类药物，相比之下，长期的自我健康管理更为重要。

33 多囊卵巢综合征患者为什么要吃二甲双胍?

二甲双胍在多囊卵巢综合征治疗中的作用主要有两个方面：一是改善胰岛素抵抗，二是诱导自发排卵，防止卵巢过度刺激综合征。

胰岛素抵抗是多囊卵巢综合征的重要特征，主要表现为代偿性高胰岛素血症及糖脂代谢紊乱。二甲双胍可抑制肠道对葡萄糖的吸收，同时增加外周组织对葡萄糖的摄取利用，最终达到降糖、降脂、减重的目的。

多囊卵巢综合征患者卵巢中卵泡数较多，进行促排卵干预治疗时，容易发生卵巢过度刺激综合征，患者同时服用二甲双胍，可降低在促排卵期间卵巢过度刺激综合征等严重并发症的发生风险。并且，研究显示，在服用二甲双胍后，多囊卵巢综合征患者胚胎着床率也显著提高。因此，服用二甲双胍对多囊卵巢综合征患者的疾病治疗好处多多。但是，也需要注意，并不是所有多囊卵巢综合征患者均适宜服用二甲双胍，比如心肝肾功能不全、酗酒者都不适宜服用此药物，因此，还需临床医生根据患者的个人情况开具药方。

许多患者在服用二甲双胍的时候会出现恶心、呕吐、腹泻等胃肠道反应，这也是服用二甲双胍最常见的不良反应，因此，服用时要从小剂量开始，逐渐加量，谨遵医嘱进行用量调整。多囊卵巢综合征患者在服药治疗期间，还应当积极锻炼，多样化饮食，保持营养均衡，协助改善代谢，减轻胰岛素抵抗。

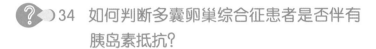

34 如何判断多囊卵巢综合征患者是否伴有胰岛素抵抗？

胰岛素抵抗是指胰岛素效应器官或部位对其转运和利用葡萄糖的作用敏感性降低的一种病理生理状态。多囊卵巢综合征患者的某些临床特征，比如腹型肥胖、高血糖、高血脂、高血压、黑棘皮症等，提示可能存在胰岛素抵抗，但是对于胰岛素抵抗的准确诊断，主要有以下 4 种方式。

（1）高胰岛素正糖钳夹试验

此方法是诊断胰岛素抵抗的金标准，但是因为试验复杂，现不作为常规检查。

（2）空腹胰岛素测定

由于检测方法和人群的差异，建议高于正常参考值的 2 ～ 5 倍作为胰岛素抵抗和高胰岛素血症的诊断标准。

（3）口服葡萄糖耐量试验（OGTT）及胰岛素释放试验

糖负荷前及糖负荷后 30 分钟、60 分钟、120 分钟及 180 分钟后测量血清中血糖及胰岛素水平。

（4）稳态模型评估的胰岛素抵抗指数（HOMA-IR）

HOMA-IR=空腹胰岛素 × 空腹血糖/22.5，参考范围依据当地人群的测定值而定。

?) 35 多囊卵巢综合征合并代谢综合征的诊断标准是什么？

多囊卵巢综合征合并代谢综合征的诊断标准，要同时符合多囊卵巢综合征和代谢综合征这两种疾病的诊断标准。

我国多囊卵巢综合征的诊断标准为：①月经稀发或闭经或不规则子宫出血；②高雄激素表现/高雄激素血症和（或）超声表现为卵巢多囊样改变。

代谢综合征（MS）是一组以糖代谢异常、血压升高、血脂紊乱和腹型肥胖为特征的内分泌紊乱综合征。代谢综合征的诊断标准为：①腰围＞ 85 cm；②甘油三酯≥ 1.69 mmol/L；③高密度脂蛋白＜ 1.0 mmol/L；④血压≥ 130/85 mmHg；⑤OGTT 空腹血糖 6.1～ 7.0 mmol/L和（或）2h 血糖 7.8 ～ 11.1 mmol/L。5 项中符合 3 项即可诊断。

36 为什么多囊卵巢综合征会增加患子宫内膜癌的风险？

多项研究结果显示，多囊卵巢综合征患者罹患子宫内膜癌的风险是正常女性的 3 倍，其患癌风险增加主要与排卵障碍、胰岛素抵抗及肥胖相关。

子宫内膜长期受雌激素的持续作用可导致子宫内膜异常增生。多囊卵巢综合征患者因持续无排卵或稀发排卵导致子宫内膜无法周期性脱落，出现不同程度的增生、不典型增生，甚至发生癌变。

肥胖及胰岛素抵抗也是多囊卵巢综合征患者发生子宫内膜癌的原因，脂肪堆积及胰岛素样生长因子的过量累积不仅促进雌激素的储存，还可增强雌激素活性、减缓雌激素的代谢，最终导致雌激素在体内的大量堆积，诱导内膜增生，促进子宫内膜癌变。

37 多囊卵巢综合征患者患糖尿病的概率是多少？

糖耐量受损（IGT）是糖尿病前期的一种表现，有一半以上的糖耐量受损人群在 5 ～ 10 年发展为 2 型糖尿病。世界范围内，20 ～ 44 岁的胖多囊中，

IGT或2型糖尿病的患病率为20%～40%，远高于相同年龄及种族的正常体重女性（约10%）。我国多囊卵巢综合征患者IGT的发生率约为35%，2型糖尿病的发生率约为10%，罹患2型糖尿病的风险较正常人群高5～10倍。

多囊卵巢综合征患者更易出现高胰岛素血症、胰岛素抵抗或肥胖，可导致患IGT和2型糖尿病的风险增加，建议采用口服葡萄糖耐量试验（OGTT）、糖化血红蛋白等方法进行早期筛查。

38 患有多囊卵巢综合征会增加患其他系统疾病的风险吗？

多囊卵巢综合征过去主要被认为与生殖健康相关，然而，现有研究表明，该病会增加患2型糖尿病、代谢综合征、非酒精性脂肪肝、高血压等疾病的风险。

（1）糖尿病

流行病学调查显示，多囊卵巢综合征患者中IGT发生率约为35%，2型糖尿病发生率约为10%。

（2）代谢综合征

70%的多囊卵巢综合征患者存在脂代谢异常，在年龄、体重指数（BMI）相匹配的条件下，瘦多囊也显现出较低的高密度脂蛋白（HDL）、较高的极低密度脂蛋白（VLDL）和低密度脂蛋白（LDL）。

（3）非酒精性脂肪肝

与年龄及体重匹配的正常女性相比，多囊卵巢综合征患者更易患非酒精性脂肪肝，且病理评分更高。

（4）心血管疾病

多囊卵巢综合征患者患高血压常以收缩压升高为主，30岁开始发病率逐渐增加，30～45岁时，可达到正常同龄人的3～5倍，即使是绝经后期，发病率亦是正常人群的3倍。多囊卵巢综合征患者患心血管疾病的风险显著升高与年龄增长及肥胖相关，患动脉粥样硬化也较同龄人更为严重。

39 如何预防多囊卵巢综合征的远期并发症?

多囊卵巢综合征不仅会引起不孕、自然流产及围产期并发症，还会增加围绝经期及老年期代谢性疾病、心血管疾病及肿瘤等远期并发症的发生风险。预防多囊卵巢综合征的远期并发症是至关重要的，应长期监测、干预及随访，对远期并发症的综合预防关注点主要集中在体重控制、预防代谢紊乱和子宫内膜保护3个方面。

（1）体重控制

多囊卵巢综合征患者的体重控制、生活方式干预应在药物治疗之前或同时进行。生活方式干预包括控制饮食热量摄入，调整饮食结构，改变吸烟、过量饮酒等不良习惯；同时配合合理的体育锻炼及心理疏导等支持治疗。

（2）预防代谢紊乱

多囊卵巢综合征患者的代谢紊乱主要表现为糖脂代谢异常及胰岛素抵抗，除进行生活方式干预外，多囊卵巢综合征患者若同时有心血管疾病家族史、2型糖尿病、高血压、高血脂、肥胖等危险因素，还应定期进行相关指标监测及药物治疗，当合并多项危险因素时，应增加检查次数。

（3）子宫内膜保护

多囊卵巢综合征患者子宫内膜的保护则应因病情而定，若长期无排卵，可周期性使用孕激素或雌、孕激素序贯治疗或选用中医药干预；如有规律排卵，月经稀发但月经周期小于两个月，则可选择观察随诊，暂不使用药物治疗。

40 多囊卵巢综合征患者在日常生活中要注意什么？

多囊卵巢综合征患者在日常生活中要保持良好的生活习惯，这对于疾病的治疗大有裨益。日常调理方法主要包括以下 4 个方面。

（1）健康的饮食结构

坚持低热量饮食，低糖、高纤维饮食，以不饱和脂肪酸代替饱和脂肪酸。改变膳食结构，推荐碳水化合物占总能量的 45%～60%，蛋白质占总能量的 15%～20%，脂肪占总能量的 20%～30% 的膳食结构，同时增加膳食纤维、谷物及蔬菜的摄入（见图 5）。改正不健康的饮食习惯，戒烟、限酒、少喝咖啡。

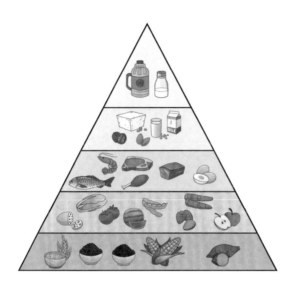

图 5　健康饮食金字塔

（2）加强体育锻炼

多囊卵巢综合征患者体重下降 5% ～ 10% 可显著改善生殖和代谢异常。《多囊卵巢综合征诊治内分泌专家共识》建议多囊卵巢综合征患者减少久坐，每周规律进行中等强度的有氧运动，每次 20 ～ 60 min，根据自身体力情况制订个人方案，每周累计运动至少150 min。

（3）配合进行心理疏导

研究显示，多囊卵巢综合征患者因不孕、多毛、肥胖等症状会产生心理应激、人际交往困难、焦虑、抑郁及强迫等不良情绪。多囊卵巢综合征患者应保持积极乐观的心态，若难以调节应主动寻求专业心理人士的帮助，进行心理疏导。

（4）保持规律作息

不规律的生活作息会打乱人体正常的生物钟，体内激素的正常节律性分泌被扰乱，导致机体内分泌代谢紊乱，因此，规律的作息对多囊卵巢综合征的治疗十分重要。多囊卵巢综合征患者应制订合理的生活作息计划，保证充足的睡眠时间，杜绝熬夜。

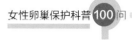 41 什么是卵巢储备功能减退？临床中是否常见？

卵巢储备功能减退（DOR）是指女性卵母细胞数量减少和（或）质量下降，是卵巢功能不足的表现，可导致女性生育力下降。

DOR分为生理性与病理性两种。随着年龄的增长，女性卵母细胞数量和质量下降是一种正常的生理现象，因此，高龄女性DOR属于生理性DOR。但是除了高龄外，越来越多的年轻女性出现卵巢储备功能提前衰退，这种与年龄不相符的DOR称为病理性DOR。有的女性去看病时，会听到医生说自己20岁的年龄却有50岁的卵巢指的便是这种情况。

临床中病理性DOR患者还是很常见的，数据显示，40岁以上的女性群体中病理性DOR发病率可能超过50%，约10%的女性可能会因各种原因出现病理性DOR。

42 卵巢功能减退有哪几种类型，有什么区别？

临床中常听医生提到早发性卵巢功能不全（POI）、卵巢早衰（POF）以及卵巢储备功能减退（DOR）。它们同样都属于卵巢功能下降，又有什么区别呢（见图6）？

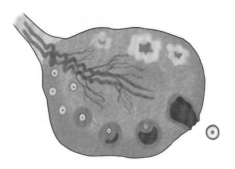

卵巢储备功能正常

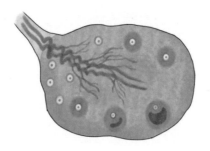

早发性卵巢功能不全（POI）

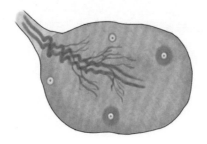

卵巢早衰（POF）

图6 卵巢储备功能减退示意图

POI指的是女性在40岁以前出现卵巢功能减退，主要表现为月经异常，如闭经、月经稀发或频发；连续两次检查基础血清卵泡刺激素（FSH）水平大于25U/L，两次测定须间隔超过4周；雌激素水平波动性下降。如果没有及时有效对POI进行干预，女性可出现卵巢萎缩，进展为POF。

POF指女性40岁以前出现闭经、促性腺激素水平升高（即基础FSH＞40 U/L）和雌激素水平降低，POF女性会伴有不同程度的围绝经期症状，甚至丧失生育力，严重影响女性生活质量，是POI的终末阶段。

与POI和POF相比，DOR则统指卵巢储备功能减退，根据异常的卵巢储备功能参数进行诊断，没有明确的年龄限制，既包括年轻女性的卵巢功能提前衰退，也包括高龄导致的卵巢功能下降。《卵巢储备功能减退临床诊治专家共识》推荐使用血清抗米勒管激素（AMH）水平、月经第2～4天双侧卵巢直径2～10 mm的窦卵泡计数（AFC）、血清基础FSH水平结合年龄因素的方式，对卵巢储备功能进行综合评估。具体诊断标准如下。

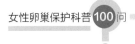

①AMH < 1.1 ng/mL提示DOR。

②两侧卵巢AFC < 5 ～ 7枚，提示DOR。

③连续两个月经周期的基础 FSH > 10 IU/L提示DOR。

④35岁以上的女性如果积极试孕超过6个月仍未成功妊娠的，需要进行卵巢储备功能评估检测。

43 卵巢"未老先衰"的原因是什么？

卵巢早衰的病因尚未完全明确，现有研究显示，主要与以下6个因素有关（见图7）。

（1）遗传因素

部分卵巢早衰患者存在家族史及染色体异常，尤其以性染色体异常的家族遗传多见，如脆性X综合征家族史。现有研究显示，*GDF9*和*FSHR*等基因多态性以及*FMR1*基因突变等均可能导致卵巢"未老先衰"。

（2）免疫因素

部分患者自身抗体异常或合并有红斑狼疮、类风湿关节炎等自身免疫性疾病，或细胞免疫失衡等均可导致卵巢损伤。

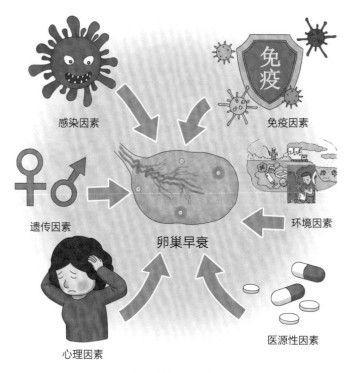

感染因素

免疫因素

遗传因素

卵巢早衰

环境因素

心理因素

医源性因素

图 7 卵巢"未老先衰"的原因

（3）感染因素

病毒感染或细菌感染可导致病菌侵入卵巢引起炎症，致使卵泡数量和（或）质量下降，损害卵巢功能。

（4）环境因素

环境污染、吸烟、接触有毒有害物质等均可能对卵巢功能产生损伤。

（5）心理因素

部分女性长期处于工作、社会、家庭等多方面压力之下，如果压力得不到及时缓解，就会导致自主神经紊乱，影响中枢神经系统与下丘脑功能，导致卵巢功能下降。

（6）医源性因素

生殖系统手术、放疗和化疗等可能会对卵巢和卵泡产生不良影响。

44 卵巢功能减退前有什么征兆吗？

卵巢功能减退的患者可能会出现以下一种或多种表现。

（1）月经改变

正常女性月经规律，经量正常。卵巢功能减退患者则可能会出现月经稀发、月经频发、经期延长或缩短、闭经、经量时多时少等月经改变。

（2）生育力降低

卵巢功能减退患者卵母细胞数量及质量下降，每月自然妊娠概率由正常女性的20%～25%下降至5%～10%，并且容易发生胎儿染色体异常，导致流产。因此卵巢功能减退的备孕女性可能出现受孕困难、容易流产等，如备孕一两年，却一直怀不上，或者怀上了却保不住。

（3）性激素缺乏的相关症状

卵巢功能减退患者的雌激素分泌减少，可表现出一些类似围绝经期的症状，但早期一般症状不明显，或较轻。

①生殖道变化：雌激素分泌减少会影响女性的生殖器官，出现阴道干涩、润滑不足等症状，使夫妻性生活不和谐。还可能造成阴道黏膜破损，引起病毒、细菌感染，诱发阴道炎等疾病。

②血管舒缩综合征：常见为皮肤潮红、潮热、出汗、眩晕等。最典型的症状为潮热和出汗，每天发作数次甚至数十次不等，持续时间为几秒钟至几分钟。

③精神症状：记忆力较之前减退，注意力不集中，容易激动、失眠，甚至喜怒无常。

④尿道症状：雌激素减少，导致尿道和膀胱萎缩，可出现尿频、尿急、尿失禁或尿潴留等。

⑤皮肤与毛发症状：皮肤开始变薄，丧失弹性，松弛粗糙，皱纹、色斑增多，肉眼可见地变老；脱发增多并出现白发。

如果出现上述症状，要警惕是卵巢发出的衰老"信号"，应加强关注，当然也不要过于恐慌，应及时前往医院进行准确评估，根据结果积极治疗。

45 卵巢功能在什么年纪开始"走下坡路"？

女性卵巢储备功能随着年龄增加自然减退，导致女性生殖能力低下，妊娠率不断下降。那么卵巢功能到底是从什么时候开始"走下坡路"了呢？

一项针对6763名不同年龄段女性的研究表明，卵巢功能在18岁时达到峰值，之后便开始下降。但是在考虑卵巢储备和生育能力时，还需要评估卵巢功能在何时开始急剧下降。多项研究提示，血清AMH水平在34岁后下降加速，当女性年龄超过35岁时，卵泡数量、妊娠率、活产率则显著下降，不孕症和自然流产风险显著增加。

需要注意的是，卵巢功能下降存在个体差异，并不能以年龄一概而论，需要结合 AMH、FSH、AFC 等指标共同评估。

46　经量少就一定代表卵巢功能衰退吗？

经量少于平时正常经量的 1/2，或一次月经总量不足 30 mL，或行经时间仅 1～2 天，甚至点滴即净，连续两个周期或以上便可称为月经过少。经量少的原因有很多，并不代表一定有卵巢功能衰退。

育龄期女性出现经量少，可进行血清生殖激素测定，判断是否存在高催乳素血症、高雄激素血症，了解有无排卵；也可通过 B 超、宫腔镜检查了解子宫大小、宫内膜厚度、形态有无异常；做过宫腔手术或有结核病史的女性，应注意有无子宫内膜损伤、宫腔粘连或子宫内膜病变。还要重点关注是否妊娠，部分女性在早期妊娠期间仍每月按时少量行经，称为激经；流产、异位妊娠、滋养细胞病变等均有可能出现少量阴道出血。此外，还要区分是否存在生殖器官器质性病变或全身性疾病导致的出血，如阴道裂伤出血、血液病等。因此，导致经量少的原因有很多种，经量少并不代表一定就存在卵巢功能衰退，女性出现经量少时应及时前往医院检查，进行针对性的治疗。

47 为什么AMH是卵巢储备评估中最广泛使用的指标？

AMH的全称是抗米勒管激素，由窦前卵泡和小窦卵泡的颗粒细胞产生，AMH从女性胎儿时期开始分泌，在18岁时达到峰值，随后分泌量逐渐下降，直至50岁左右停止分泌。AMH水平与年龄、FSH、AFC有很好的相关性，被认为是反映卵巢储备功能最可靠的指标之一。

AMH是临床评估患者卵巢储备的主要手段。常规评估卵巢功能的血清性激素如FSH、LH、E_2等会随着月经周期而变动，其基础水平常需要在月经来潮的第2～3天进行检测，AFC不仅对时间有要求，并且检测主观性较强，而AMH在月经的不同时间段以及不同月经周期间的波动较小，任意时间都可检测。因此，与其他指标相比，AMH水平作为卵巢储备的衡量标准更为稳定、便捷。

临床实践中应用AMH水平评估卵巢储备功能时，需要综合考虑生理、病理、生活方式等可能会影响AMH水平的各种因素，综合判断。

48 AMH水平是越高越好吗？

很多女性认为，既然AMH可以反映卵巢功能，那么AMH水平肯定是越高越好的，其实不然。AMH水平升高要警惕是否患有多囊卵巢综合征（PCOS），PCOS患者有很多小卵泡，血清AMH水平往往高于正常水平2～3倍，一般AMH数值大于7时很有可能提示存在PCOS。虽然拥有很多卵泡，但是PCOS患者常会伴有内分泌紊乱，出现排卵障碍，因此，PCOS患者尽管AMH水平高，也会导致生育力下降。并且在进行辅助生殖技术超促排卵时，PCOS患者也更容易发生卵巢过度刺激综合征，影响妊娠结局和身体健康。

但是AMH数值升高是否就一定存在多囊卵巢综合征，尚需结合性激素、阴道超声检查以及月经和排卵的情况综合评估后才能确定。

49 为什么建议卵巢功能减退的育龄女性要
尽快生育?

随着社会经济的发展，女性社会角色发生转变，
学业、工作压力及育儿带来的经济、精神负担导致女
性生育年龄延后、生育意愿降低。目前，生育年龄推
迟已经成为世界范围内的趋势。但是，年龄增加可导
致卵母细胞数量及质量的下降，是影响女性生育力的
关键因素。多项研究显示，35 岁以上的女性卵巢内
卵子数量和质量呈断崖式下降，体外受精（IVF）周
期获卵数、受精率、妊娠率下降，同时，卵母细胞老
化导致的非整倍体率上升，流产率增加。美国疾病控
制与预防中心一份汇总了 330773 个辅助生殖技术周
期的报道显示，30 岁以下采用女性自身卵子受孕的
活产率为 49.3%，采用赠卵受孕的活产率为 43.8%，
随着年龄增长活产率逐渐下降，45 岁以上女性的赠
卵受孕的活产率仍可达到 39.2%，而自身卵子受孕的
活产率仅有 8.7%。

卵巢功能减退的女性与卵巢储备正常的年龄相仿
的女性相比，本就生育力降低、流产风险增加，延迟
生育只会加速卵巢功能的衰退。因此，《卵巢储备功

能减退临床诊治专家共识》鼓励卵巢功能减退的育龄
女性积极试孕。

50 目前有哪些改善卵巢功能的方法?

改善卵巢功能应保持健康的生活方式: ①规律作
息, 保持开朗乐观的生活态度; ②饮食健康合理, 适当
补充钙剂及维生素D等; ③重视锻炼身体, 控制体重;
④尽量避免熬夜、久坐、吸烟等不健康的生活方式。

因为卵巢功能减退引起的不孕, 可以尝试选用脱
氢表雄酮 (DHEA) 及辅酶Q10来改善卵巢的反应性;
进行辅助生殖治疗的患者, 可根据情况添加生长激素
进行预处理, 以提高卵巢反应性、增加子宫内膜厚度
及容受性, 改善妊娠结局; 有多项研究显示, 中药及
针灸也可以有效提高卵母细胞质量, 改善卵巢功能及
妊娠结局。此外, 还有体外卵巢激活技术、骨髓干细
胞输注等新的治疗方法, 但是目前仍缺乏循证证据。

对于改善卵巢功能的药物, 生殖医学领域正在进
行不断的探索与验证, 目前尚不存在改善卵巢功能的
特效药。因此, 重视卵巢功能保护, 保持健康的生活
方式是尤为重要的。

51 辅助生殖技术可以提高卵巢功能减退患者的妊娠率吗?

辅助生殖技术（ART）的开展为不孕女性带来了福音,但是仍然存在一定的局限性。对于卵巢功能减退的患者来说,辅助生殖技术的开展可在一定程度上改善其妊娠结局,但是现有报道显示治疗结果仍不容乐观。

美国疾病控制与预防中心的报告指出,31%的不孕夫妇因卵巢储备功能减退（DOR）选择辅助生殖治疗,是采用ART的第二大原因,但活产率却只有13.1%,与卵巢储备正常的年龄相仿的女性相比,接受ART治疗的卵巢储备功能减退的女性的流产风险显著增加。年龄导致的卵子/胚胎质量下降也是ART的一个瓶颈问题,美国疾病控制与预防中心的数据显示,2010—2019年不同年龄段ART周期活产率均有增加,但是活产率随年龄增长而下降,并且高龄患者赠卵/胚胎活产率远高于自身卵子活产率,45岁以上女性赠卵活产率仍可达到39.2%,而自身卵子活产率仅有8.7%。

？ 52 什么是卵巢低反应？

卵巢低反应（POR）是指实施辅助生殖技术（ART）的过程中，患者的卵巢对促性腺激素（Gn）刺激反应不良的状态，主要表现为卵巢刺激周期发育的卵泡少、Gn用量多、周期取消率高、获卵数少以及临床妊娠率低等。POR是ART失败的重要原因，其发生率占接受体外受精（IVF）治疗女性的9%～24%。

POR的诊断参考2011年欧洲人类生殖与胚胎学协会（ESHER）提出的博洛尼亚标准，以下3条只要满足2条即可诊断：①高龄（≥40岁）或存在POR的其他危险因素；②前次IVF周期POR（常规刺激方案获卵数≤3个）；③卵巢储备功能试验异常，包括窦卵泡计数（AFC）＜5～7个或抗米勒管激素（AMH）＜0.5～1.1 ug/L。若患者两个周期应用了最大剂量的卵巢刺激方案仍出现POR，可直接诊断为POR。

随着博洛尼亚标准在临床中的应用，其不足之处也逐渐显现。2016年，来自7个国家的生殖内分泌学家和生殖医学专家组，在博洛尼亚标准的基础上

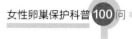
进一步提出了一种新的以患者治疗预后为导向的波塞冬（POSEIDON）分组。POSEIDON分组以35岁为界，将卵巢对外源性Gn反应异常导致的预期外POR（1、2组）与卵巢储备功能降低导致的POR（3、4组）进行分类讨论，并将卵巢反应的损伤分为需使用更高剂量Gn以及更长时间的卵巢刺激来获得充足的卵子（≥4枚）的低反应（1a、2a亚组）和获卵4～9枚，但任何年龄组的活产率均显著低于相应年龄组（获卵数为10～15枚）的正常卵巢反应者的次优反应（1b、2b亚组）两类。POSEIDON分组全面考虑患者年龄、卵巢储备功能及此前对卵巢刺激的反应三方面因素，结合了定性与定量的参数，对卵子数量与质量进行了综合评估和更为细致的划分。

53 促排卵会导致卵泡提前耗竭吗？

正常月经周期中，每个月都会有一批卵泡发育，但最终只有一个对促性腺激素最敏感、阈值最低的卵泡才能发育成熟并排出，称为优势卵泡，其他卵泡则会闭锁。而促排卵就是利用药物使原本要闭锁的一批窦卵泡继续生长、发育、成熟，以获得更多枚卵子用于体外受精。这一过程并没有消耗原始卵泡池的卵泡储备，因此不会导致卵泡提前耗竭。但是，对于卵巢储备功能减退的患者，原始卵泡池的卵泡储备不足，不可反复多次使用大剂量的促排卵药物，如果使用可能会加重患者卵巢储备功能衰退，导致患者提前进入绝经过渡期或绝经期的风险增加。

因此，对于储备良好的健康卵巢，偶尔的促排卵并不会消耗原始卵泡池，导致卵巢衰老加速，无须恐慌；对于卵巢储备功能减退的患者，应加倍珍惜为数不多的卵泡，不可使用大剂量促排卵药强行增加获卵。但是，不论促排卵本身是否会导致卵泡提前耗竭，体外受精–胚胎移植过程中促排、取卵手术都干扰了卵巢的自然状态，可能造成卵巢的损伤，因此，患者应根据病情慎重选择治疗方案。

54 促排卵得到的卵泡是越多越好吗？

在进行试管婴儿的促排卵过程中，如果获得的卵子少，那么相应地最后培养得到的可供移植的优质胚胎数目就会少，妊娠率也随之降低，因此，进行试管婴儿的女性都希望可以有更多的卵泡，但是获卵越多就越好吗？

答案是否定的，获卵越多，出现卵巢过度刺激综合征（OHSS）的风险就越高。OHSS是人体对促排卵药物的一种过度反应，是促排卵治疗引起的严重并发症，临床往往以卵巢增大、血管通透性增加、第三体腔积液等为主要特征，在体外受精超促排卵周期中，轻度OHSS的发生率为20%～33%，中度为2%～6%，重度为0.1%～0.2%，严重的OHSS可危及生命（见图8）。

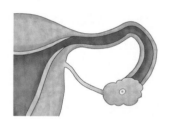 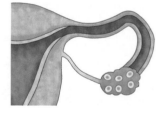

自然周期下的卵巢　　　　　　　　促排卵后的卵巢

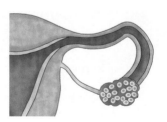

过度刺激后的卵巢

图8　卵巢示意图

足够的获卵数是获取更多可移植胚胎的前提，但是并不是取出的卵子都能成功受精发育成优质胚胎。有的女性获得十几枚卵子，但是配成的胚胎少，质量差，最终没有好的胚胎可以移植；也有的女性获卵数量少，只配成 2～3 枚高质量胚胎，最终成功妊娠。因此，获卵数需要在保证安全的情况下根据自身情况而定，并非越多越好，相比于数量，卵子质量才是成功妊娠的关键。

❓ 55 卵巢过度刺激导致 OHSS 的高危因素有哪些，可以提前预防吗?

OHSS 的预防重于治疗，中华医学会生殖医学分会制定的《辅助生殖技术并发症诊断及处理共识》推荐使用以下方法预测 OHSS（见表 1）。

表 1 OHSS 的高危因素和预测指标

高危因素	预测标准
原发因素 (患者本身因素)	
高抗米勒管激素 (AMH) 水平 (A 级证据)	>3.36 ug/L 可独立预测 OHSS
低龄 (A 级证据)	<33 岁可预测 OHSS，2013 年 ESHRE 建议 <30 岁
既往 OHSS 病史 (B 级证据)	既往有中、重度 OHSS 史，住院患者
多囊样 (PCO) 卵巢 (A 级证据)	双侧卵巢窦卵泡计数 >24 个

续表

高危因素	预测标准
基础窦卵泡计数(AFC)(A级证据)	窦卵泡计数>14个
低体质指数(存争议)	结论存在争议
过敏体质(自身免疫性疾病)(存争议)	结论尚不确定
甲状腺功能减退(存争议)	促甲状腺激素使卵巢增大
继发因素(卵巢功能相关因素)	
中/大卵泡数量多(存争议)	≥13个直径≥11mm的卵泡或>11个直径≥10mm的卵泡
高的或增长迅速的雌二醇(E₂)水平及大量卵泡(存争议)	E_2≥5000 ng/L和/或≥18个卵泡可预测重度OHSS
获卵数(存争议)	获卵数>11个,2013年ESHRE建议>20个获卵数
应用hCG触发排卵或黄体支持(A级证据)	hCG触发排卵或黄体支持与OHSS相关
早期妊娠(hCG)(A级证据)	早期妊娠致内源性hCG升高与晚发型OHSS相关

 56 什么样的胚胎是优质胚胎?

卵子取出后在受精培养皿中与优化处理后的精液进行受精,在后续的几天中,胚胎学家会通过对胚胎的动态观察,按照胚胎评分标准对胚胎进行形态学评价。

(1)卵裂期胚胎

Ⅰ级:胚胎卵裂球等大,形态规则,胞质均匀清晰,碎片无或少于10%。

Ⅱ级：胚胎卵裂球稍不等，形态欠规则，碎片占 10% ～ 25%。

Ⅲ级：胚胎卵裂球大小不均，形态欠规则，碎片占 25% ～ 50%。

Ⅳ级：胚胎卵裂球大小严重不均，碎片大于 50%。

第三天的优质胚胎应为卵裂球大小均匀，形态规则，胞质均匀无多核，碎片小于 25% 的 8 细胞胚胎。但在实际培养中，一般认为第三天具有 7 ～ 9 个卵裂球的胚胎同样具有较高的发育潜能。

（2）囊胚

囊胚评估依据 Gardner 的评分标准，分别对囊胚腔扩张程度、内细胞团及滋养细胞层的质量进行评分。

①根据囊胚腔的扩张程度，分为 6 期。

1 期：早期囊胚，囊胚腔体积<囊胚总体积的一半。

2 期：早期囊胚，囊胚腔体积>囊胚总体积的一半。

3 期：完全扩张囊胚，囊胚腔体积占据整个囊胚。

4 期：囊胚腔体积扩大，透明带变薄。

5 期：透明带破裂，囊胚部分孵出。

6 期：透明带破裂，囊胚完全孵出。

②根据内细胞团，分为A、B、C三级。

A：细胞数目多，排列紧密。

B：细胞数目较少，排列松散。

C：细胞数目很少。

③根据滋养细胞层，分为A、B、C三级。

A：细胞数目多，囊腔四周均有细胞，排列紧密。

B：细胞数目较少，排列松散。

C：细胞数目很少。

评分≥1期视为可移植囊胚（不包含内细胞团及滋养细胞层评分均为C级的囊胚），评分≥3BB（即上文中的3期，B级，B级）为优质囊胚。

57 是否可以一次多移植几枚胚胎来提高妊娠成功率？

临床上很多不孕的女性希望通过一次多移植几枚胚胎来提高妊娠成功率，但是，若多个胚胎着床，多胎妊娠及分娩会给母婴健康带来极大风险，给家庭带来巨大的经济负担。

2003 年，卫生部制定的《人类辅助生殖技术规范》规定："每周期移植胚胎总数不得超过 3 个，其中 35 岁以下妇女第一次助孕周期移植胚胎数不得超过 2 个。"随着我国体外受精技术的进步，胚胎着床率及临床妊娠成功率均显著提高，多胎发生率较之前升高，因此，中华医学会生殖医学分会制定的《关于胚胎移植数目的中国专家共识》指出，无论任何年龄、移植周期次数，建议每周期胚胎移植数目均不超过 2 枚，进一步减少胚胎移植数目，降低多胎妊娠发生率，规避母婴风险。

所以，不孕的女性不要心急，毕竟我们的最终目的是获得一个足月、健康的婴儿。医生会在综合考虑年龄、孕产史、子宫病理情况、胚胎质量以及自身健康等情况之后，在保障女性安全且不影响临床妊娠率的前提下，选择恰当的移植胚胎数目。

 58 为什么说高龄怀孕胚胎异常的概率会增高？

年龄是影响女性生育能力及妊娠结局的独立危

险因素，超过 35 岁的女性，自然流产风险升高，妊娠率和活产率均显著下降。2012 年加拿大妇产科学会指南指出，35 ～ 45 岁的妊娠女性自然流产率约为 40%，45 岁以上的妊娠女性自然流产率高达 60% ～ 65%。

高龄女性胚胎异常与卵母细胞质量下降有关。多项研究显示，胚胎染色体非整倍体风险随着母亲年龄增长而升高，35 岁以上的女性胚胎染色体异常检出率高达 78%。因此，女性年龄的增加是导致胚胎异常及自然流产的高危因素之一。

此外，国际妇产科联盟将年龄在 35 岁以上的产妇定义为"高龄产妇"，与非高龄产妇相比，高龄产妇胎儿死亡率及产妇并发症发生率增高，母婴预后较差。

59　流产会影响卵巢功能吗？

流产根据妊娠时间、次数、主观意愿等因素有多种分类方式，但是大多数流产在妊娠终止时需要人工干预，以保证胚胎完全排出。常采用的方法包括药物流产与手术清宫，无论采用哪种方式均会对卵巢功能造成影响。

育龄期女性在妊娠后，与生殖相关的孕激素、雌激素等均会急剧升高，对下丘脑-垂体-卵巢轴系产生较强的抑制作用。终止妊娠后，这种抑制作用短时间内并未解除，会延缓卵巢功能的恢复。同时，流产对女性生殖器官及神经内分泌系统均会造成突发而巨大的改变，引起调节卵巢和其他内分泌腺功能的下丘脑产生不协调的冲动，从而造成卵巢或其他内分泌腺体的功能紊乱或低下。研究表明，流产后第 1 个月女性卵巢功能下降，这种功能下降多数会在第 3 个月恢复正常。但是，有专家认为，反复流产可能与卵巢早衰发病相关，因此，需要引起重视。

除了对卵巢功能造成影响，流产对子宫内膜的伤害更加严重，药物流产可能导致流产不全，出现感染、残留组织机化等问题。手术清宫虽然可以较好地清除胚胎，但是会造成子宫内膜损伤，导致子宫内膜容受性下降、宫腔粘连等，对于多次流产的女性更是损伤严重，较难恢复，影响再次生育。

60　心情不好、压力大也会影响卵巢功能吗?

现代女性面临的社会竞争、工作压力以及家庭变故等因素使女性长期处于紧张、焦虑的状态,此类不良刺激可统称为心理应激,长期的心理应激可干扰女性下丘脑-垂体-卵巢轴,导致其生殖内分泌功能紊乱,严重影响月经和生殖功能。多项临床研究显示,较高的心理压力可导致AMH水平降低,影响卵巢储备功能。心理应激可通过抑制下丘脑-垂体-卵巢轴、抑制卵巢内局部调控因子生长分化因子-9(GDF-9)及窦卵泡内脑源性神经营养因子(BDNF)表达等多种方式,干扰卵泡正常发育、排卵,影响卵母细胞和胚胎的发育潜能。

心理应激会损伤卵巢功能,导致育龄期女性不孕,但是中国"无后为大"的传统观念,导致此类女性往往承受着更大的舆论压力,也更易产生焦虑、抑郁等不良心理。研究显示,除有严重抑郁症状的女性之外,不孕女性与正常已育女性的抑郁比例分别为35.44%和19.47%。因此,心理应激不仅损伤卵巢功能导致不孕发生,还会加重不孕女性的心理应激状态,形成恶性循环。

❓ 61 熬夜、睡眠障碍为什么会影响卵巢功能？

生物钟是生物体内一种无形的"时钟"，是生物体生命活动的内在节律。根据人体的昼夜节律，夜间是机体清除衰老、变异细胞，促进细胞新生的时间，同时，也是机体分泌激素，为白天活动积蓄能量的时间。随着社会的发展，熬夜成为现代人的生活常态，精神压力等各种因素导致睡眠障碍的人群增加，严重扰乱机体昼夜节律，影响女性生殖激素分泌，长期处于节律紊乱的状态下，可不同程度地影响女性卵巢功能。

研究表明，完全或部分睡眠剥夺会升高女性月经周期中 LH 和 FSH 的水平，影响卵泡正常发育及排卵。女性夜班工作可导致夜间光线暴露增加，轮班工作可导致睡眠、唤醒周期失常，夜班、轮班工作的女性与仅白天上班的女性相比，每个周期成熟卵母细胞平均少 2～3 个，睡眠时间短和晚睡使体外受精–胚胎移植患者的周期取消率增加。

夜间是激素分泌最为旺盛的时期，熬夜、睡眠障碍可导致下丘脑–垂体–卵巢轴功能紊乱，促性腺激素释放激素分泌不足，引起促性腺激素水平异常，最终导致卵巢雌、孕激素产生不足，卵巢卵泡发育异常，引发排卵障碍。昼夜节律紊乱还可通过降低褪黑素的水平来降低卵巢储备功能，从而加速卵巢衰老。同时，夜间激素分泌旺盛，也是卵巢功能恢复的重要时期，而熬夜、睡眠障碍打断了卵巢功能的恢复，长时间如此将会导致卵巢早衰。此外，睡眠时间的减少及质量的下降还可导致机体的抵抗力降低，细胞变异增加，诱发卵巢癌等严重疾病。

62 喝咖啡会影响卵巢功能吗？

适量饮用咖啡有益身体健康，但过量摄入则可能损伤卵巢功能。

随着经济的发展、工作和社交的需要，我国饮用咖啡的人数日趋增加，随之对咖啡是否影响健康的讨论也日益增多，我们是否要和风靡世界几个世纪的饮品说再见呢？

研究显示，摄入 40～300 mg 的咖啡因能够提神醒脑、减轻疲劳，但是，如果过量饮用，效果将会消失。咖啡含有大量矿物质、抗氧化剂绿原酸及叶酸、烟酸等人体必需的微量元素以及上百种油类和挥发性化合物，能预防癌症及心血管疾病的发生，但是过犹不及。过多的咖啡因可损伤卵巢功能，导致雌激素分泌减少，发生排卵异常，影响受孕。美国的一项调查表明，女性每天过多饮用咖啡，有可能降低受孕率，平均每天喝 2 杯咖啡的年轻女性受孕率比不喝的女性低 10% 左右；每天喝咖啡超过 3 杯的年轻女性，受孕率比从不喝咖啡的女性低 27%。

此外，有些女性喝咖啡后，因为咖啡因刺激中枢神经系统兴奋，导致失眠，进而引发焦虑、烦躁的情绪，长期如此，也会对卵巢功能造成损害。

总之，咖啡虽好，可不能贪杯呦。

63 为什么减肥后月经不来了？

"管住嘴，迈开腿"是减肥人士奉行的减肥"两大法宝"，即控制热量的摄入和运动减脂。但正是热量摄入的减少及体内脂肪含量的减少影响了月经来潮。

在前面的问题中我们已经了解到，月经是子宫内膜在雌、孕激素的作用下发生的周期性脱落的过程。月经的周期性来潮受下丘脑－垂体－卵巢轴的精准调控，其中任何一个环节出现问题都有可能引起月经推迟。下丘脑是调节内脏活动和激素分泌的高级神经中枢，控制体温、摄食、水平衡和内分泌腺分泌激素等重要生理功能。下丘脑脉冲式分泌促性腺激素释放激素，影响雌、孕激素的水平，进而控制卵泡发育及成熟，最终导致子宫内膜的周期性变化，由此可见，下丘脑是调节女性月经的"最高司令部"。但是，如果过度减肥，短时间内摄食量急剧减少、体重快速下降10%～15%时，下丘脑的功能将受到抑制，雌、孕激素水平过低，卵泡发育迟缓，子宫内膜无法正常增殖，月经自然无法正常来潮。此外，脂肪组织作为雌激素的重要来源之一，体脂的下降也必然导致雌激素水平降低，影响月经来潮。

其实，对于减肥后月经停闭的理解，简而言之就是在机体能量有限的条件下，在生命和生育之间，选择了生命这一基本需求。当体重快速下降、脂肪减少时，机体分泌的神经内分泌调节因子把有限的能量用于循环系统、消化系统、神经系统、泌尿系统等维持生命活动的重要脏器，维持正常的新陈代谢所需，而关闭了性腺轴功能。

？ 64 绝经多年突然来月经是不是卵巢功能恢复了？

女性绝经后卵巢功能衰退，如果又突然来月经并不是卵巢功能恢复，一定要引起重视。

女性自然绝经1年以上出现的阴道出血以及血性分泌物被称为绝经后出血。导致绝经后出血的因素有很多，最需要注意的是生殖系统的恶性肿瘤，包括外阴、阴道、宫颈、子宫、卵巢的恶性肿瘤及癌前病变，这些疾病都可能会导致绝经后的不规则阴道出血。

除此之外，子宫内膜炎、子宫内膜息肉等生殖系统炎症及器质性病变，萎缩性阴道炎、宫内节育器、外伤、外源性雌激素等也可能导致绝经妇女的阴道出血。

？ 65 卵巢功能减退会增加患其他系统疾病的风险吗？

人体是一个有机的整体，牵一发而动全身，因此，除生殖系统外，卵巢功能减退也会对身体其他系统造成一定的影响。

（1）心血管系统

雌激素对心血管有保护作用，可以扩张血管、降血压，防止血栓形成，还可以参与脂肪代谢，降低血胆固醇水平。卵巢功能减退的女性血清雌激素分泌减少，可能导致血压和血脂不稳定，也更易发生心律不齐等现象。

（2）神经系统

雌、孕激素减少可引起自主神经紊乱，导致脑垂体分泌褪黑素失调，导致患者出现失眠、烦躁、易疲劳等症状。

（3）免疫系统

雌、孕激素分泌失常影响免疫因子正常分泌，进而导致免疫力减退，容易受病毒、细菌感染，也易发生过敏。

（4）骨骼系统

雌激素水平下降可影响维生素D的吸收，从而导致钙吸收障碍，引起骨质疏松，女性常会出现腰酸背痛、身高萎缩、关节局部疼痛等症状。

（5）泌尿系统

性激素水平下降可导致尿道黏膜萎缩，易出现尿频、尿急等现象，同时也更易发生泌尿系统炎症。

（6）皮肤

雌、孕激素分泌失调，代谢紊乱可导致皮肤色素沉着、形成皱纹，还可影响毛囊腺分泌，导致脱发。

66　B超检查发现有卵巢囊肿该怎么办？

很多女性在做B超时发现有卵巢囊肿就很害怕，其实检查发现卵巢囊肿不需要过度担心，因为导致卵巢囊肿的原因有很多，包括生理性和病理性囊肿，要仔细区分。

生理性囊肿是与月经周期密切相关的，包括卵泡囊肿和黄体囊肿，这种生理性囊肿无须处理，会自然消退，可以在下次月经来潮后复查B超明确。

病理性囊肿则包括良性和恶性囊肿。良性卵巢囊肿包括畸胎瘤、卵巢子宫内膜异位囊肿、囊腺瘤、卵巢积脓、包裹性积液等；恶性卵巢囊肿主要为卵巢癌。我们可以通过CT、MRI、腹腔镜检查、病理学检查辅助B超等方法来明确诊断。

67 什么样的卵巢囊肿需要手术治疗？

卵巢囊肿包括生理性和病理性囊肿两种。卵巢的生理性囊肿大多数会自行消失，不需要进行手术治疗；病理性囊肿中大部分为良性，不需要进行手术，一般出现以下情况我们可以考虑手术治疗。

（1）单纯卵巢囊肿短时间内快速增大，大小＞5 cm。

（2）卵巢肿瘤合并实性成分，影像学检查可观察到较丰富的血流信号，此时不能排除恶性肿瘤。

（3）畸胎瘤。

（4）子宫内膜异位症评估后有手术指征。

（5）患者出现临床症状，如囊肿压迫膀胱导致患者尿频等。

（6）发生囊肿扭转、囊肿破裂、囊肿感染等导致急腹症的情况。

（7）恶性肿瘤，如卵巢癌。

68 卵巢巧克力囊肿是什么？

子宫内膜组织，包括腺体和间质在子宫腔被覆内膜及子宫以外的部位出现、生长、浸润，称为子宫内膜异位症。异位内膜大部分位于盆腔脏器和腹壁膜，当子宫内膜腺体及间质侵入子宫肌层时，称为子宫腺肌病；侵入卵巢时，称为卵巢巧克力囊肿。子宫内膜异位症的主要症状包括盆腔疼痛、痛经、不孕、性交痛及结节或包块，严重影响女性的生活质量。

异位的子宫内膜组织呈现与月经周期相似的变化，反复出血，在体内不断累积，血液潴留，呈巧克力样糊状，所以又称之为卵巢巧克力囊肿（见图9）。目前全球有2%～10%的女性患有子宫内膜异位症，而在不孕女性中这一比例高达50%。目前，对卵巢子宫内膜异位囊肿的诊断主要通过影像学检查、血清CA125测定和腹腔镜检查，其中腹腔镜检查是目前国际公认的最佳诊断方法。

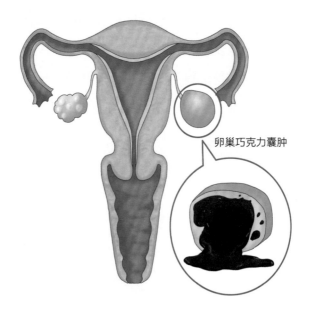

图 9　卵巢巧克力囊肿示意图

69　卵巢巧克力囊肿等子宫内膜异位症是什么原因导致的？

尽管早在 1860 年子宫内膜异位症就被报道，但是其发病机制至今尚不明确。

目前提出的假说主要有经血逆流学说、干细胞起源学说、免疫与炎症学说、体腔上皮化生学说、在位内膜决定论、诱导学说、遗传学说等，但是没有任何一种单一的学说可以完全解释子宫内膜内异症的发病机制。

现有的研究观点普遍认为，基因表达变化、表观遗传学、血管神经新生、上皮间质转化、孕激素抵抗、异常增殖和凋亡、免疫炎症等因素会促进子宫内膜异位症的发生发展。因此，子宫内膜异位症是一种复杂的、多因素导致的疾病。

70 卵巢巧克力囊肿等子宫内膜异位症会影响卵巢功能及生育吗？

研究显示，子宫内膜异位症可导致卵母细胞数量减少，影响受精和早期胚胎植入。不孕女性合并子宫内膜异位症的发生率显著高于一般育龄女性，同样地，与没有子宫内膜异位症病史的女性相比，患有子宫内膜异位症的女性发生不孕症的风险增加了 2 倍。美国生殖医学学会认为，ASRM III 期和 IV 期的子宫内膜异位症影响了生殖的所有阶段。并且，子宫内膜异位症女性存在更高的流产风险，与反复性或早期流产密切相关，还更易导致妊娠糖尿病和妊娠高血压。

导致子宫内膜异位症患者不孕的原因很复杂，现有研究显示：①纤维化和粘连的形成可干扰卵母细胞的获取和运输。②子宫内膜–子宫肌层界面处的异常子宫收缩力会干扰胚胎植入。③子宫内膜异位症和子宫腺肌病导致的腹膜、子宫炎症环境可对卵母细胞发育–胚胎植入–妊娠维持–分娩全过程产生不良影响。

总而言之，子宫内膜异位症对生育的影响可能与炎症环境、盆腔粘连、排卵障碍、输卵管拾卵不良、子宫内膜容受性受损等因素相关，这些因素导致女性正常子宫内膜代谢及生理功能异常，进而影响受孕。

71 患卵巢巧克力囊肿一定要进行手术吗？

患卵巢巧克力囊肿不一定需要进行手术治疗。临床中根据囊肿大小和患者症状，患者可以选择期待治疗、药物治疗和手术治疗。

目前，我们多采用美国生殖医学学会提出的"修正子宫内膜异位症分期法"对子宫内膜异位症进行分期，从而帮助评估子宫内膜异位症的严重程度，选择合适的治疗方法。一般当患者的卵巢子宫内膜异位囊肿直径大于等于 4 cm，或合并不孕，或疼痛症状明显，靠药物治疗不能有效缓解的情况下，首选腹腔镜手术治疗方法。一般术后会给予患者 6 个月的药物治疗以延缓子宫内膜异位症的复发。

对于复发性卵巢子宫内膜异位囊肿合并不孕者，并不建议反复手术，因为手术本身可能加重损害卵巢储备功能，对患者妊娠率的提高没有显著改善。

 72 卵巢巧克力囊肿手术后多久可以备孕?

一般术后 3 个月即可备孕，视患者身体情况而定，1 年内是最佳受孕时机，超过 2 年受孕机会显著降低。

因此，有生育需求的患者术后应积极备孕，必要时可借助辅助生殖技术来帮助尽早怀孕。如果患者术后暂时没有妊娠计划，应口服长期避孕药，这样可以减少复发的风险。对子宫内膜异位症患者来说，进行长期管理，延缓复发，就是在保护患者的生育力。

73 卵巢巧克力囊肿手术会影响卵巢功能吗?

卵巢是女性重要的组织器官，维持女性正常的生殖功能。卵巢巧克力囊肿本身就有可能会影响卵巢功能。同时，手术也不可避免地会引起卵巢组织的机械性损伤，导致卵巢组织部分丢失，卵巢皮质受损，影响卵巢的储备功能，引起患者术后月经异常，甚至部分患者会出现不可逆的损伤，导致卵巢早衰的现象。但是，大部分囊肿剥除术后患者的卵巢功能随着时间的推移会逐渐恢复。

74 怀孕后发现自己患有卵巢巧克力囊肿需要手术剥除吗？

怀孕导致的一系列生理变化会影响囊肿的发展，而手术则可能增加流产的风险，因此需要谨慎评估。

孕期发现卵巢囊肿，需要综合囊肿的大小、性质以及是否有症状来决定具体的处理方式。若卵巢囊肿＜5 cm且没有特殊症状，增长并不是特别快或逐步缩小，可以随诊观察、定期复查，尤其是对于怀孕难度较高的产妇；若卵巢囊肿＞5 cm，需要及时处理，手术可以预防相关并发症的发生。孕妇一般选择孕中期进行切除手术，相比孕早期流产风险显著减小，麻醉药物对胎儿的影响也相对较小；如果卵巢囊肿增长比较迅速，卵巢囊肿破裂、蒂扭转，孕妇出现急性腹痛、休克等症状，不能排除恶性肿瘤的情况，则需要随时进行手术治疗。

75 卵巢巧克力囊肿术后容易复发吗？该如何避免其复发？

卵巢巧克力囊肿术后复发率较高，5 年内复发率可以达到 50%，患者仍有需要再次干预的风险。

研究显示，保留卵巢的子宫内膜异位症手术后的再手术率为 27% ～ 58%。为了减少复发，手术之后患者还需要进行药物治疗，并且建议患者进行长期随访，这样不仅可以抑制微小残留病灶的发展，还可以密切监测疾病复发情况。

临床上可以应用促性腺激素释放激素激动剂来预防卵巢巧克力囊肿的复发，也可以选择在宫内上曼月乐环抑制其复发。由于曼月乐环本身会抑制子宫内膜的生长，不会随着卵巢分泌雌激素和孕激素发生周期性变化，异位的子宫内膜也随之不发生周期性变化，因此可以达到预防复发的目的。

76 卵巢癌的死亡率高吗？

卵巢癌是女性生殖器官常见的恶性肿瘤之一，发病率位于我国女性生殖系统肿瘤的第 3 位，且呈逐年上升趋势，死亡率更是排在各类妇科肿瘤的首位，是临床治疗中最棘手的妇科恶性肿瘤。

卵巢癌早期没有明显的临床症状，较难诊断，通常通过影像学检查和血清标志物进行筛查，经常发现即晚期。晚期肿瘤已经发生了广泛转移，不但治疗难度大，而且肿瘤易反复发作。

卵巢癌死亡率高，对女性健康造成了严重的威胁。目前，卵巢癌的治疗方式主要有手术治疗、化疗、靶向治疗、免疫治疗、放疗、激素治疗、中医中药治疗等。患者的五年生存率与肿瘤分期密切相关，就常见的卵巢上皮癌而言，I 期患者的五年生存率可以达到 90%，II 期患者可以达到 80%，而 III 期和 IV 期的患者则只有 30% ~ 40%，整体而言，其预后较差。

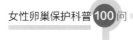 77　哪些人是患卵巢癌的高危人群？

卵巢癌的病因至今未完全明确。研究表明，家族史是患卵巢癌的高危因素，目前已知的与卵巢癌相关的遗传易感基因约为 20 个，最受关注的是 *BRCA* 基因。

此外，高龄未孕初产女性或未育女性、初潮年龄早、月经周期长和绝经晚的女性，以及肥胖女性均会增加卵巢癌的患病风险。女性的免疫因素、营养失调、不良的生活习惯如吸烟等也是患卵巢癌的危险因素。

78 促排卵会增加患卵巢癌的风险吗？

卵巢癌的病因十分复杂，可能与遗传、环境、内分泌等多种因素相关。关于促排卵是否与卵巢癌的发生相关目前仍存在争议，尚无研究证实促排卵药与卵巢癌之间的因果关系。现有的研究认为，促排卵可能会增加患卵巢癌的风险的理由主要包括：①反复促排卵使卵巢上皮反复损伤、修复，导致基因突变，使上皮细胞向恶性转化；②持续促性腺激素刺激可导致表面上皮细胞增殖增加，凋亡抑制，向恶性转变的风险增加。

任何治疗都可能存在一定的风险，但是也不需要过度紧张，在符合适应证的情况下谨慎、合理用药，治疗疾病的同时，最大限度地控制风险才是最有利于患者的选择。

79　卵巢癌患者如何保存生育力?

卵巢癌异质性很高,临床医生需要进行全面评估,并根据病情,尽力为患者保留生育功能。

(1)交界性上皮性肿瘤

若子宫和对侧卵巢正常,则大多数交界性上皮性肿瘤患者可保留生育功能;若为双侧肿瘤,患者可以行肿瘤剔除术保留生育功能。早期患者保守手术后妊娠率约为54%,晚期患者自然妊娠率较低,约为34%。

(2)非卵巢上皮性癌

非卵巢上皮性癌的生殖细胞肿瘤患者,进行单侧输卵管卵巢切除术相对安全。

(3)卵巢上皮性癌

ⅠA期、G1/G2级卵巢浆液性癌患者可保留子宫和对侧附件,行患侧附件切除和全面分期手术;ⅠB期患者可切除双侧附件和全面分期手术,保留子宫,术后可使用赠卵等辅助生殖技术。Ⅰ期黏液性腺癌患者可保留生育功能。卵巢透明细胞癌和卵巢癌肉瘤患者则不适合保留生育功能。

同时对于卵巢癌的术后化疗指征要严格控制,必须化疗的患者可以在化疗期间使用促性腺激素释放激素类似物保护卵巢。

80. 卵巢没有了就不是女人了吗?

卵巢是女性生殖系统的器官之一，有左右两个，其主要功能是产生卵子和生殖激素，对于女性正常生理、心理的维持都具有十分重要的作用。卵巢切除术后女性将无法生育，同时会因为缺乏必要的性激素而进入绝经期，因此卵巢确实和女性特征息息相关。切除卵巢会对女性造成一定的影响，同时易导致不良的心理反应，因此，我们一定要呵护好自己的卵巢。

但是，如果经过评估患者确实有必要切除卵巢，那么还是要以生命健康为首要选择。此时，身边的医护人员及家人、朋友应给予个体化随访护理和鼓励，帮助患者建立信心，要相信只要生命还在，心态积极，一样可以活出最精彩的人生。

81 为什么说养护卵巢是最好的护肤方法?

养护卵巢是最好的护肤方法，归根到底是因为雌激素是调节女性皮肤状态的重要因素，而卵巢是雌激素的主要来源。

皮肤分为表皮层、真皮层和皮下组织。其中，表皮层主要发挥保护皮肤的作用，表皮层的更新速度决定了皮肤的细腻度；真皮层由胶原纤维、弹性纤维构成，维持皮肤弹性紧致；皮下组织主要为脂肪、血管及神经，起到保护、缓冲、保温等作用。卵巢在分泌雌激素后，进入循环血液中，皮肤中大量的雌激素受体与雌激素结合，对皮肤各层发挥其作用。

雌激素促进表皮层的角质细胞更新，增加了皮肤厚度和细腻度；促进了真皮层成纤维细胞生长，进而产生大量弹性蛋白、紧致蛋白、透明质酸，同时，减缓胶原老化，从而维持皮肤紧致透亮，防止皱纹的产生；雌激素还可扩张皮下组织中血管，增加血液供应，从而使皮肤红润有光泽。此外，有研究表明，雌激素可竞争性地对抗雄激素导致的皮肤油脂分泌过多；雌激素还可促进细胞分裂，使受损的皮肤快速恢复。

综上可知，正是雌激素的重要作用，保持了皮肤的红润、透亮、紧致而有光泽，卵巢作为雌激素的来源库，理应被充分养护。

❓ 82 美容院的"卵巢保养"靠谱吗？

俗话说："卵巢老一岁，女人老十岁。"不少美容院瞄准女性保养卵巢的急切需求，开展了一系列的卵巢SPA项目，声称可以提高女性体内激素水平，增加卵泡数量，但这些所谓的卵巢保养项目及功效根本就是无稽之谈，完全不靠谱，甚至还可能损伤卵巢功能！

许多美容院开展的卵巢保养项目主要有腰腹部推拿按摩理疗和口服保养品两种方式。卵巢位于女性盆腔中，前有膀胱的遮挡，后有肠道的阻碍，而推拿、精油按摩及红外理疗等只能作用在局部皮肤表面及肌层，无法达到深层，因而根本无法作用于卵巢，达不到商家宣称的效果。如果女性患有卵巢囊肿等妇科疾病，过度的外部推拿有可能引起负压增加，增加囊肿破裂、卵巢囊肿蒂扭转甚至黄体破裂的风险。

此外，美容院的技师推荐的保养品多为激素类保健品，可能在短时间内服用自觉效果显著，但是长时间服用将扰乱机体正常的激素分泌，导致内分泌紊乱，增加其他疾病的发生风险。

因此，美容院的"卵巢保养"实属无稽之谈，女性朋友要擦亮眼睛，避免入坑！

83 辅助生殖技术取卵后如何保养卵巢？

取卵术后，患者需要严格遵循医生的要求服药，不可私自停药，有特殊情况随时与医生联系。

取卵术后，患者可能出现卵巢肿胀、腹腔积液等问题，在此期间患者需要注意休息，不能熬夜，重视膳食平衡，多吃蔬菜水果、利尿食物以及奶类、蛋类、鱼虾肉等富含高蛋白的食物，有利于促进身体恢复。每天保持充足的水分摄入，预防泌尿系统感染。避免食用寒凉、油炸、辛辣等刺激性食物，避免出现便秘、腹泻等问题。

由于卵巢增大，容易出现卵巢扭转，因此，取卵术后患者无论做什么都要动作轻柔，避免提重物，不可进行剧烈运动，禁止跑步、跳绳等运动。

取卵术后，女性的阴部容易感染，应做好卫生清洁，避免盆浴及性生活。

❓ 84　养护卵巢应避免接触的有害物质有哪些?

养护卵巢应避免接触的有害物质包括香烟、有毒有害物质和放射线等。

（1）香烟

香烟烟雾中含有尼古丁、可尼丁、多环芳烃等物质，可通过口腔黏膜、呼吸道、皮肤进入人体，将雌二醇代谢为 2-羟雌二醇，拮抗及阻断雌激素的作用，影响卵泡成熟。吸烟（含被动吸烟）的女性比健康的女性卵子数量下降约 7.0%；烟瘾大的女性（每天吸 11 ～ 30 支烟）的卵子数量下降可能达到 17.2%，并且吸烟也是卵巢早衰的危险因素。

（2）有毒有害物质

劣质染发剂、化妆品等含有的苯、汞化合物，可以通过皮肤黏膜吸收进入体内，导致女性卵巢功能严

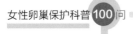

重受损。杀虫剂、装修材料、油漆涂料、橡胶制品、塑料制品等，含有抗氧化剂代谢物 4- 乙烯环己烯等，均能引起卵巢功能的衰退，危害人类的生殖功能。

（3）放射线

大剂量或长时期的放射线可引起卵巢细胞的损伤，甚至导致生殖功能的永久丧失。腹部和盆腔放射线的剂量＜ 1.5 Gy（戈瑞）时，对卵巢功能多无显著影响；剂量为 2.5 ～ 8 Gy 时，可降低卵巢储备能力，增加流产和卵巢早衰的风险；如果剂量达到 8 Gy 以上，则可以引起卵巢早衰；剂量达到 20 ～ 30 Gy 时，则发生永久性卵巢衰退。

85 我们应该如何保护自己的卵巢？

养成健康的生活习惯，维持良好的身体素质是保护卵巢的基础，即《黄帝内经·素问·上古天真论》所说"食饮有节，起居有常，不妄作劳，故能形与神俱，而尽终其天年，度百岁乃去"的生活状态（见图 10）。

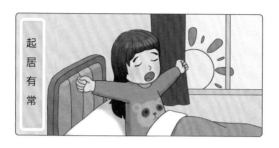

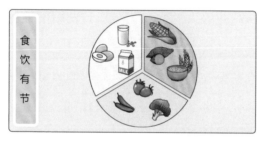

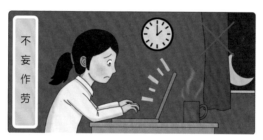

图 10　中医养生保健法

（1）起居有常

起居有常，是指人的作息规律与自然界阴阳消长同步。《黄帝内经·素问·四气调神大论》里有详细记载：春三月，夜卧早起，广步于庭，被发缓形，以使志生；夏三月，夜卧早起，无厌于日；秋三月，早卧早起，与鸡俱兴，使志安宁，以缓秋刑，收敛神气，使秋气平；冬三月，早卧晚起，必待日光，使志若伏若匿，若有私意，若已有得，去寒就温，无泄皮肤，使气亟夺。此即人的作息与日出日落时间协同、与四季生长同步之法。

现代社会中，有的女性沉溺于光怪陆离的世界游戏到天明；有的女性因为紧急工作通宵加班；有的女性结束了一天疲惫的工作，睡前玩手机放松结果错过困意深夜失眠，这些都是起居无常的表现，长期如此便会对卵巢造成损伤。

（2）食饮有节

早在《黄帝内经·素问·藏气法时论》中就有写明饮食要点"五谷为养，五果为助，五畜为益，五菜为充。气味合而服之，以补精益气"，即日常饮食构成应以五谷为基础，配以蔬菜、水果、肉蛋鱼等。《中国居民膳食指南（2022）》也提出了同样观点，提倡坚持谷类为主的平衡膳食模式，每天的膳食应包括谷薯类、蔬菜水果、畜禽鱼蛋奶和豆类食物。

食饮有节要求我们重视营养均衡，饮食量有所节制，即不暴饮、不偏食，但是许多女性酷爱油炸食品，奶茶不离手，又或者常常需要应酬喝酒，这些都是会导致卵巢损伤的不良饮食习惯。

（3）不妄作劳

不妄作劳提示我们要保持正常的脑力、体力劳动强度，维持身体机能与情绪的稳定，不要过度操劳，没有节制地消耗体力及精力，以免伤津耗气，影响身体健康。

除此之外，还要避免环境污染、感染性疾病、手术放化疗损伤等卵巢继发性损伤。

86 不同年龄段的女性对卵巢的保护方法是否有所不同？

不同年龄段的女性，生殖内分泌特点不同，卵巢保护方式自然也存在差异。生殖内分泌系统从建立、成熟、衰退主要分为青春期、育龄期、围绝经期 3 个阶段。

（1）青春期

青春期是下丘脑–垂体–卵巢轴（HPO）的建立

阶段。此阶段应该规律作息、平衡膳食，保证HPO正常运转，促进卵巢生长发育的逐步成熟。同时应观察月经初潮后 1～2 年，月经是否逐渐规律来潮，若有问题及时就诊，尽早排除、筛查基因缺陷导致的卵巢疾病。

（2）育龄期

此阶段卵巢已经发育成熟，进入孕育阶段，这个阶段重点着眼于生殖健康。首先要保证健康的生活方式，维持机体正常运转；其次要避开环境污染（装修污染、烟草烟雾暴露、塑料制品）等对卵巢功能的损害。

（3）围绝经期

围绝经期也称更年期，此阶段会出现月经周期紊乱，周期逐渐延长，渐至绝经。根据月经周期的时间变化，围绝经期可分为绝经过渡期早期、绝经过渡期晚期、绝经后期早期、绝经后期晚期 4 个阶段。此时期卵巢功能减退，雌、孕激素分泌逐步减少，机体神经内分泌、骨代谢、糖脂代谢等异常。应重点关注因生殖激素减少对全身各器官的影响，如骨质疏松、高血压、糖尿病、自主神经功能紊乱等。

87 中医是如何认识卵巢疾病的?

中医中的脏器指代功能，不同于西医所指的具体器官，因此，中医中并不存在卵巢早衰、多囊卵巢综合征等现代病名，对疾病的命名多以症状表现为主。因此，卵巢疾病在中医体系里多归属于月经不调、不孕、症瘕等疾病范畴，其中以月经病类尤为多见。

中医认为，月经产生机制是通过"肾－天癸－冲任－胞宫"来实现的。《黄帝内经·素问·上古天真论》记载："女子七岁，肾气盛，齿更发长。二七而天癸至，任脉通，太冲脉盛，月事以时下。"肾为先天之本，藏精，主生殖；脾为后天之本，化生气血；肾气盛，则先天之精化为天癸，天癸在后天气血滋养下成熟，促使冲脉盛、任脉通，继而月经来潮。肝藏血，主疏泄，肝肾协调，则胞宫藏泄有度，月经可规律来潮。

现代医学理论中，在下丘脑－垂体－卵巢轴的调控下，卵巢的主要功能是促进卵泡发育、成熟、排出，在此期间可分泌雌、孕激素，促使子宫内膜产生周期性剥脱，形成月经。下丘脑－垂体－卵巢轴的功能与中医"肾－天癸－冲任－胞宫"轴相似，这条轴线正常功能的维持，有赖于肾气充沛、脾气健运、肝气条达，以及冲任二脉通畅。当上述脏腑、经络出现问题时，便会导致卵巢疾病。

88　中医治疗卵巢疾病的方法有哪些?

中医治疗卵巢疾病的方法主要分为内服和外治两大类。

（1）内服

治疗卵巢疾病，中药剂型多选择丸、膏、汤剂、代茶饮等。根据患者病程长短、辨证分型的不同，可以选择不同的服药方式。

①中药丸剂：多用于久病、虚证，便于携带，服用简单。

②中药膏剂：治疗此类疾病，多选用膏方，即煎膏，又称膏滋，是将药物反复煎煮、去渣浓缩后，加入黄酒、炼蜜等制成的半液体膏剂，口感好、补益疗效缓和持续。

③汤剂：中药饮片煎煮而成的汤剂，处方灵活，可根据患者病情变化随时更改。现代中药工业发展后又有颗粒剂可替代中药饮片，开水冲开溶解后即可服

用，兼具便捷与灵活于一体。

④代茶饮：药物粉碎加工而成粗制末状制品，饮用时沸水冲泡或煮开，以此代茶，不定时频频饮之。

（2）外治

①基于经络理论：有毫针针刺、埋线、艾灸、耳穴压豆、药线点灸等。此类治疗方法，在经络辨证的基础上，选择相应的穴位进行刺激来治疗疾病，刺激方式可以根据患者耐受程度、就诊时间配合程度等，灵活选择。

②药物外用：有药物熏蒸、热罨包、药罐等。此类方法，在辨证论治的基础上，判断患者基础体质及所属证型，开具中药，使用中药汤液或熏蒸腹背部，或煮竹罐于背部拔罐，或热罨包外敷使药力渗入腹部。

？ 89 中医在改善卵巢功能减退方面有哪些作用？

卵巢功能减退主要表现为月经异常（闭经、月经稀发或频发）、促性腺激素水平升高及雌激素水平波动性下降（伴随出现围绝经期症状）、卵母细胞数量减少和（或）质量下降。中医可从以下三方面改善卵巢功能。

（1）调经

卵巢功能减退，性激素分泌异常，可导致月经周期紊乱、经量少甚至闭经。中医认为，这类月经失调与肾、脾、肝三脏密切相关。肾虚精亏、天癸不足为发病先天基础，脾虚失运、生化乏源是后天影响因素，肝气郁滞、瘀血不行是发病的主要环节。基于这个认识，以女性月经周期各阶段肾中阴阳转化和气血盈亏的变化规律为依据，通过中药序贯疗法来治疗，调理月经。

（2）改善激素水平下降导致的围绝经期症状

①血管舒缩症状：以潮热为主，中医认为这属于肾阴不足，予滋阴降火中药治疗后可以改善。

②自主神经系统功能失调：有心悸、眩晕、耳鸣、头晕等症状，中医认为这与肾精亏虚、气血失调有关，可予中药汤剂或者针刺治疗来改善症状。

③精神症状：急躁易怒，焦虑抑郁等，这属于中医情志病范畴，与肝气郁结相关，针刺、中药对症处理均可改善。

（3）改善卵母细胞质量

中医认为肾主生殖，闭藏先天精气，因此，肾精亏虚是卵泡质量下降的根本原因。治疗时，以补肾填精为基础，选择中药、针刺或艾灸，可以有效改善卵泡发育，促使卵泡成熟与排出。

90 中医在治疗多囊卵巢综合征方面有哪些作用？

多囊卵巢综合征患者常见的临床表现主要包括月经不规律、高雄激素血症、排卵障碍性不孕，很多患者同时还伴有肥胖、胰岛素抵抗、糖脂代谢紊乱等内分泌疾病。中医在治疗多囊卵巢综合征方面主要着眼于调经、促排助孕和减重3个方面。

（1）调经

多囊卵巢综合征患者因排卵障碍导致月经不规律，多表现为月经稀发、闭经、不规则子宫出血等。中医认为此类患者月经失调以肾虚为根本，兼有脾虚、肝郁、血瘀征象，临床治疗以补肾为主，兼以补脾、疏肝、活血之法，促使月经恢复正常来潮。

（2）促排助孕

育龄期多囊卵巢综合征患者多因卵泡发育异常、排卵障碍出现排卵障碍性不孕。患者可采用中医序贯疗法，以女性自然月经周期过程中阴阳消长、转化的特点为基础入手，分月经不同阶段用药或针刺，有利于促进卵泡排出，使患者逐步恢复正常排卵。

（3）减重

研究显示，50%～70%的多囊卵巢综合征患者伴有胰岛素抵抗，胰岛素抵抗可进一步诱发糖脂代谢紊乱，造成患者腹型肥胖，而肥胖又会反过来加重胰岛素抵抗，形成恶性循环。中医药可有效减轻患者体重，改善患者胰岛素抵抗，打破这类恶性循环。

91　调节卵巢功能的常用穴位有哪些？

卵巢功能与足少阴肾经、足厥阴肝经、足太阴脾经及冲任二脉密切相关。冲任脉属于奇经八脉，又称"十二经脉之海""血海"，统调一身之气血；任脉调节全身阴经经气，又称"阴脉之海"。调节卵巢功能，多从这5条经脉互相交汇之处的穴位入手。最常用的基础穴位为：肾经之肓俞、气穴，脾经之三阴交、地机、血海，肝经之大敦、太冲，任脉之关元、气海、中极。这些穴位之核心，当属关元和三阴交。

关元穴：属任脉、冲脉、脾经、肝经、肾经交会穴。关元穴在下腹部，肚脐下 3 寸，前正中线上（见图 11）。此穴位主治月经不调、闭经、崩漏、带下、虚劳诸病。且此穴位有强壮身体之功用，属于保健要穴。此穴位可针刺、艾灸、隔姜灸、隔附子饼灸。

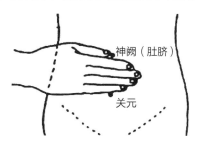

神阙（肚脐）

关元

图 11　关元穴定位

三阴交：属脾、肾、肝三阴经之交会穴。三阴交在小腿内侧，内踝尖上 3 寸，胫骨内侧缘后际（见图12）。此穴位主治月经不调、带下诸症。此穴位可针刺、艾灸、穴位贴敷、点穴按摩。

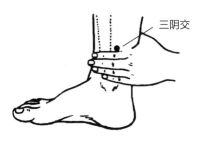

图12　三阴交定位

　促排卵的常用穴位有哪些?

针灸促排卵的临床治疗中，关元穴的选用频次最高，其次为三阴交、子宫穴、足三里、中极穴、气海穴、肾俞穴和太冲穴。因此，关元穴、三阴交为促排卵主穴，子宫穴、足三里、太冲穴为主要配穴。

关元穴、三阴交的定位方法已于上文提及，这里我们详细介绍子宫穴、足三里与太冲穴。

子宫穴：经外奇穴。位于下腹部，肚脐下4寸，前正中线旁开3寸（见图13）。此穴出自《窦太师针经》："子宫二穴，在中极穴两旁各开三寸，针入二寸半。疗血崩漏下，及男子妇人无子，灸三七壮，看虚实补泻。"

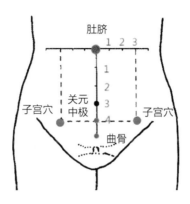

图 13　子宫穴定位

　　足三里：属于足阳明经合穴，胃经下合穴。足三里位于小腿外侧，外膝眼下 3 寸，胫骨前嵴外 1 横指处，为补气血之要穴（见图 14）。临床多用于治疗虚劳诸症，此处艾条灸或隔物灸强壮保健效果极佳。

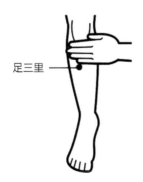

图 14　足三里定位

太冲穴：属足厥阴肝经腧穴、原穴。太冲穴位于足背，第 1、2 跖骨间，跖骨底结合部前方凹陷中（见图 15）。此穴位主治前阴、胁肋部、咽部诸症，临床除治疗月经不调诸症外，兼可催产。肝主疏泄，故此穴位促排卵效果尤佳。

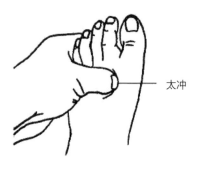

太冲

图 15　太冲穴定位

93　中医改善睡眠的方法有哪些？

中医改善睡眠，可以从求医治疗与养生预防两方面入手。

（1）治疗

①中药内服：根据患者症状、舌苔、脉象，辨

证论治处方，予以中药汤剂、丸剂、散剂、膏方等内服。

②外治：可选择针刺、艾灸、穴位埋线、耳穴压豆、推拿等方式进行治疗。

（2）预防

从自身可操作的方法入手，充分发挥主观能动性。

①养成良好的睡眠习惯：根据自身工作生活需求，制订个性化作息时间，形成稳定睡眠-觉醒节律。中医讲求天人相应，顺时睡眠，这里推荐子午觉。子午觉：每天于子时（23：00—1：00）前就寝，午时（11：00—13：00）小憩片刻。

②睡眠姿势：宜右侧卧位，疏肝利脾。

③泡脚：晚上睡觉之前使用40℃左右的热水泡脚，可缓解疲劳，促进血液循环，具有助眠作用。也可在泡脚过程中加入适量生姜、艾叶、合欢皮等中药材，有助于改善睡眠质量。

④按摩：以手代梳，梳理两侧头发，用手指轻轻揉按两侧头皮；搓捏双耳至发热；从上至下依次点按安眠穴、内关穴、神门穴、足三里、三阴交、涌泉

穴，力度轻柔和缓，以轻微酸痛为度。

安眠穴：位于颈部，翳风穴（耳后凹陷处）与风池穴（枕骨下凹陷处）两穴连线的中点处（见图16）。此穴位具有安神定志的功效，可舒缓紧张情绪，帮助入睡，常用于治疗失眠、头痛、眩晕等病症。

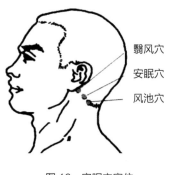

图16　安眠穴定位

内关穴：属手厥阴心包经，位于前臂掌侧，曲泽穴与大陵穴的连线上，腕横纹上2寸，掌长肌腱与桡侧腕屈肌腱之间（见图17）。此穴位主治心痛、胃痛、呕吐、呃逆、健忘、失眠等。

简单取穴法：将右手3个手指头并拢，无名指放于左手腕横纹上，右手食指和左手手腕交叉点的中点便是内关穴，对侧取穴同此。

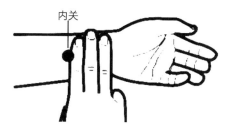

图 17　内关穴定位

神门穴：属手少阴心经，位于腕部，腕掌侧横纹尺侧端，尺侧腕屈肌腱的桡侧凹陷处（见图 18）。此穴位可用于治疗失眠、心烦、晕车、神经衰弱等。

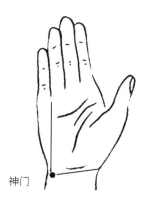

图 18　神门穴定位

涌泉穴：属足少阴肾经，位于足底部，蜷足时足前部凹陷处，约足底第2、3趾趾缝纹头端与足跟连线的前1/3与后2/3交点上（见图19）。此穴位可改善失眠、头痛、咽痛等症。

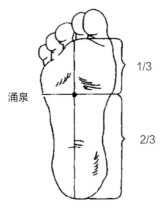

图19　涌泉穴定位

94　中医有哪些调畅心情的好方法？

中医调畅心情，隶属于传统精神养生法范畴，即在"天人合一"的指导下，颐养心神、调畅情志，达到形神俱足、延年益寿的目的。中医调畅心情主要分为心神养生与情志养生两类。

（1）心神养生

使用养心调神之法，可以达到心态平和、情绪稳定的状态。心神养生既可学习儒家养浩然之气的方法，即"乐学识道，笃志寡欲，定静安虑，行义诚敬"，也可习道家"清静无为，专心致志，凝神静气"之法。

（2）情志养生

中医认为"喜、怒、忧、思、悲、恐、惊"七情过度均可致病，所以无论是中医，还是中国传统文化，都讲求情绪的节制、不过度。基于此，中医调畅心情可以分为3个阶段。

①节制：七情初起，开始静心调息。调息方法：端坐，闭目、敛神、松肩、沉腰，鼻吸口呼，呼吸深度逐渐深入脐下，呼吸节律逐渐放缓。

②疏泄：若七情过极，气机瘀滞，此时应采用疏导之法使气机通畅，可使用"呼、笑、歌、哭、呻"等发音方式宣泄情绪，也可以使用五音疗法调畅五脏气机。

③运动导引：太极拳、五禽戏、八段锦、易筋经等传统运动功法，拉伸经脉，调畅气机。

95 中医健体运动有哪些?

中医健体运动,属于中医传统运动养生范畴,又称传统健身术,通过练形、养精、导气、调神四者结合,达到形体健旺、气血流畅、脏腑协调的状态。中医健体运动,主要分为以下4类。

(1)医家类

以模仿动物或法天地日月四时而形成的古代导引术。其中最广为流传的华佗五禽戏,是根据"虎、鹿、熊、猿、鸟"五种禽兽游玩戏耍动作设计组编的一套锻炼身体的方法。

(2)道家类

相较于医家类活动筋骨为要的导引术,道家在运动的同时,更注重调神与养气。如胎息经、八段锦等,在舒展筋骨的同时,注重精神内守、呼吸相随的配合。目前最普及的八段锦,包括八节连续动作(双手托天理三焦,左右开弓似射雕;调理脾胃须单举,五劳七伤向后瞧;摇头摆尾去心火,两手攀足固肾腰;攒拳怒目增力气,背后七颠百病消),八个动作练形为先,意守丹田,自然呼吸,沿着任督二脉逐一拉伸脊柱、调整对应脏腑经络。

（3）佛家类

目前最常见的功法为易筋经，相传由禅宗初祖菩提达摩所创立，分为十二式，以形体屈伸、俯仰、扭转为动作基础，达到伸筋拔骨、疏利血脉的效果。

（4）武术类

相较于前面三种流派以延年益寿为主要目标，传统武术运动，更注重锻炼形体气血健旺，兼以修心养性。武术中最常见的运动方式莫过于五花八门的桩功与源流众多的太极拳，而修习的要领，不外乎沉肩坠肘、掌虚指实、含胸拔背、虚领顶劲等。

？ 96 中医减肥方法有哪些？

中医减肥方法众多，主要包括内治和外治两类。内治以服药调整脂代谢为目的，外治则以刺激经络穴位为原则。

内治：四诊合参，辨证论治，处方开药。传统汤剂需每 1～2 周去医院处方开药 1 次。中药丸剂、散剂、胶囊、膏方等，根据患者体质及辨证，可制作 1～2 个月服用的药量，无须频繁回院复诊。

外治：可选择针灸、穴位埋线、热罨包、腹部按摩等。①针灸：针灸治疗单纯性肥胖是目前世界上公认的安全、有效的绿色疗法。电针、体针、耳针、指压、灸法、芒针等都是临床常用的治疗手段，均可改善代谢、减轻体重，且无明显不良反应。研究显示，针刺可促进脂肪的重新分布及白色脂肪棕色化，从而消耗能量；同时针刺还可通过交感神经激活棕色脂肪组织产热，提高机体的代谢率，产生减肥的作用。通常而言，一个治疗周期多在 8 ～ 12 周，根据患者基础体重的不同，采用一到数个治疗周期不等，直到 BMI 与腹围达标为止。一般需要每周治疗 2 ～ 3 次。②穴位埋线：目前多使用微创埋线法，可有效调节患者脂代谢、控制患者食欲、调节内分泌紊乱。操作时，多选用位于腹、背、下肢的部位，隶属于足阳明胃经、任脉、足太阳膀胱经、足太阴脾经、手阳明大肠经的经穴，埋入医用可吸收外科缝线，每两周进行一次，不影响日常工作和生活，两周后体内外科缝线吸收后复诊评估。③热罨包：根据患者体质开具相应中药处方，制作热罨包。使用热罨包时用微波炉高火加热，外敷神阙穴，舒经通络，健脾利湿，达到减肥的目的。④腹部按摩：医生可教患者进行自我腹部按摩减肥，每天 1 次，每次 20 分钟，依次进行掌摩腹部、大鱼际揉腹、穴位点按等操作，通过刺激腹部循行的经脉，起到调整脏腑功能、健脾利湿减脂的效果。

? **97** 中医减肥期间是否还需要控制饮食，该如何控制饮食？

中医减肥期间同样需要注意控制饮食。患者多因基础体质、代谢疾病、不良饮食习惯等原因出现肥胖，因此，在中医减肥期间，需要根据患者本身情况，采取相应饮食调整方案，而不是一味节食，或者只吃某类食物。

首先，饮食结构要符合人体正常所需营养需求，具体参考《中国居民膳食指南（2022）》的六大原则。

①食物多样，合理搭配；

②吃动平衡，健康体重；

③多吃蔬果、奶类、全谷、大豆；

④适量吃鱼、禽、蛋、瘦肉；

⑤少盐少油，控糖限酒；

⑥规律进餐，足量饮水。

其次，根据中医体质理论研究发现，痰湿质、湿热质是易于发生肥胖的主要偏颇体质类型，需判断患者基础体质，结合中医药食同源理论，选择适合的食物种类。

再次，需要判断中医减肥的患者是否存在代谢疾病，如糖、脂、尿酸等代谢异常。糖代谢异常需选择控糖饮食，脂代谢异常需选择低脂饮食，尿酸代谢异常需选择低嘌呤饮食。

98 有哪些推荐的养护卵巢的中药代茶饮？

中药代茶饮是在中医辨证论治的基础上，选择适合的中药组方，以药代茶，频频饮之的治疗方法。代茶饮始于唐代，盛于宋代，成熟于清代；经过历代医家、养生家的实践运用，已经成为防病治病的一种特色制剂。

卵巢养护与中医肾、脾、肝三脏密切相关，选择代茶饮以补肾、健脾、疏肝为主。在此推荐几种常见易配制的代茶饮。

①姜茶饮：主要功用为健脾益胃。制作方法：绿茶10 g、干姜3 g，干姜切丝，与绿茶同时放入杯中，

沸水冲泡，晾至温热时饮用。

②丹参饮：主要功用为理气活血。制作方法：丹参 15 g，加入水 150 mL，煮至 100 mL，过滤去渣，加入适量白糖溶解后，晾至温热饮用。

③佛手茶：主要功用为疏肝理气。制作方法：佛手 5 g，花茶 3 g，用 200 mL 开水煮开晾凉后，频频饮之。

④黄枸茶：适用于脾肾两虚的患者。制作方法：黄精 15 g、枸杞 15 ～ 30 g，沸水焖泡，代茶饮用。

❓ 99 哪些食物对卵巢养护有好处？

从中医的角度而言，卵巢功能与肾、脾、肝三脏密切相关，因此，具有补益肾、脾、肝三脏的药物或食物均可以养护卵巢。从现代医学角度，卵巢功能与性激素水平密切相关，促进激素分泌、合成的食物，对卵巢养护有益。

（1）药食同源的食物

①补肾阳：鹿茸、海马、冬虫夏草。

②补肾阴：黄精、枸杞、石斛、沙参、麦冬。

③补肾精：莲子、芡实。

④补气血：人参、党参、黄芪、当归、阿胶、龙眼肉。

⑤补脾胃：山药、大枣。

⑥疏肝理气：玫瑰花、佛手。

（2）促进生殖激素合成分泌的食物

①富含植物性雌激素的食品：大豆及大豆衍生产品，如腐竹、豆腐等。

②富含B族维生素、维生素E的食物：新鲜水果、深绿色蔬菜、坚果、亚麻籽等。

100　有哪些养护卵巢的食疗方推荐？

现代医学认为的卵巢功能减退，根据其临床表现可将其归入中医"月经过少""闭经""不孕症""经断前后诸症"等疾病，与肾、脾、肝三脏密切相关，肾虚（肾阴虚、肾阳虚、肾精亏虚）、脾虚（气血虚）为本，肝郁气滞为标。食疗重在健脾益肾，疏肝解郁。

（1）肾精亏虚

肾精亏虚表现为经量少，甚至闭经，伴腰膝酸软、头晕耳鸣、小便频数。可食用蒸乌鸡，乌鸡性平，可补肝肾、益脾胃。

食用方法：取乌鸡1只，放入盘中，加入黄酒，隔水蒸烂，加盐调味后食用。

（2）肾阳虚

肾阳虚表现为经量少、经色淡而清稀，或闭经，伴腰腹冷痛，形寒肢冷，小便清长。可食用《太平惠民和剂局方》中的羊脊骨汤，补肾壮阳强筋骨。

制作方法：羊脊骨（羊蝎子）数块，配葱、姜煮熟，加盐调味，连汤带肉一起食用。

（3）肾阴虚

肾阴虚表现为经量少、色鲜红，或闭经，伴头晕耳鸣，腰膝酸软，五心烦热，口燥咽干。可食用淡菜墨鱼干汤。

制作方法：淡菜、墨鱼干分别用水泡软切块，新鲜猪瘦肉切块，三种食材混合放入砂锅，水煮开后调小火炖至软烂，加盐调味后食用。

（4）气血亏虚

气血亏虚表现为经量少或闭经，伴头晕眼花、心悸、失眠多梦、面色萎黄。可食用木耳鸡肉红枣汤。

制作方法：母鸡切块，与木耳、红枣共同放入砂锅，炖至软烂，加盐调味后食用。

（5）脾虚湿盛

脾虚湿盛表现为经量少，甚至闭经，形体肥胖，带下量多，胸闷泛恶，可食薏米扁豆粥。

制作方法：薏米、白扁豆先用水浸泡半小时后放入砂锅煮烂，随后加入大米再次煮沸后改小火，煮至大米软烂后食用。

（6）肝郁气滞

肝郁气滞表现为经量少或点滴而出或闭经，伴急躁易怒、胸胁胀闷等不适，可制作玫瑰膏冲服。

制作方法：取新鲜玫瑰花苞300朵放入砂锅浓煎过滤取汁，玫瑰汁中加入红糖500 g，小火炼制成膏，放入干净容器冷藏保存。每次取1小勺化入开水中饮用。

参考文献

[1] 曹泽毅.中华妇产科学[M].北京:人民卫生出版社,1999.

[2] 陈建明.实用不孕不育诊断与治疗[M].广州:广东科技出版社,2013.

[3] 国家癌症中心,国家肿瘤质控中心卵巢癌质控专家委员会.中国卵巢癌规范诊疗质量控制指标(2022 版)[J].中华肿瘤杂志,2022,44(7):609-614.

[4] 黄荷凤.现代辅助生育技术[M].北京:人民军医出版社,2003.

[5] 蒋励,陈耀龙,罗旭飞,等.中国高龄不孕女性辅助生殖临床实践指南[J].中国循证医学杂志,2019,19(3):253-270.

[6] 刘风华,杨业洲,张松英,等.辅助生殖技术并发症诊断及处理共识[J].生殖与避孕,2015,35(7):431-439.

[7] 刘清国,胡玲.经络腧穴学[M].北京:中国中医药出版社,2012.

[8] 刘占文.中医养生学[M].北京:中国中医药出版社,2012.

[9] 卵巢储备功能减退临床诊治专家共识专家组,中华预防医学会生育力保护分会生殖内分泌生育保护学组.卵巢储备功

能减退临床诊治专家共识[J].生殖医学杂志,2022,31(4):425-434.

[10] 罗颂平,刘雁峰.中医妇科学[M].3版.北京:人民卫生出版社,2016.

[11] 罗元恺.罗元恺妇科学讲稿[M].北京:人民卫生出版社,2016.

[12] 全国卫生产业企业管理协会妇幼健康产业分会生殖内分泌学组.青春期多囊卵巢综合征诊治共识[J].生殖医学杂志,2016,25(9):767-770.

[13] 邵敬於.人类诱发排卵[M].上海:复旦大学出版社,2006.

[14] 沈铿,马丁.妇产科学[M].3版.北京:人民卫生出版社,2015.

[15] 施洪飞,方泓.中医食疗学[M].北京:中国中医药出版社,2021.

[16] 宋颖,李蓉.多囊卵巢综合征中国诊疗指南解读[J].实用妇产科杂志,2018,34(10):737-741.

[17] 孙广仁.中医基础理论[M].北京:中国中医药出版社,2007.

[18] 孙贻娟,黄国宁,孙海翔,等.关于胚胎移植数目的中国

专家共识[J].生殖医学杂志,2018,27(10):940-945.

[19] 陶弢,王丽华.多囊卵巢综合征诊治内分泌专家共识[J].中华内分泌代谢杂志,2018,34(1):1-7.

[20] 谢梅青,陈蓉,任慕兰.绝经管理与绝经激素治疗中国指南(2018)[J].中华妇产科杂志,2018,53(11):729-739.

[21] 谢梦洲,朱天民.中医药膳学[M].北京: 中国中医药出版社,2021.

[22] 谢幸,孔北华,段涛.妇产科学 [M].9 版.北京:人民卫生出版社, 2018.

[23] 中华医学会妇产科学分会内分泌学组及指南专家组.多囊卵巢综合征中国诊疗指南[J].中华妇产科杂志,2018,53(1):2-6.

[24] 周俭.中医营养学[M].北京: 中国中医药出版社,2012.

[25] Alpha Scientists in Reproductive Medicine and ESHRE Special Interest Group of Embryology. The Istanbul consensus workshop on embryo assessment: Proceedings of an expert meeting [J]. Hum Reprod, 2011,26(6):1270-1283.

[26] Alviggi C, Andersen C Y, Buehler K, et al. A new more detailed stratification of low responders to ovarian

stimulation: From a poor ovarian response to a low prognosis concept [J]. Fertil Steril,2016,105(6): 1452–1453.

[27] Becker C M, Bokor A, Heikinheimo O,et al. ESHRE guideline: Endometriosis [J]. Hum Reprod Open, 2022(2):hoac009.

[28] Centers for Disease Control and Prevention. 2019 Assisted Reproductive Technology Fertility Clinic and National Summary Report [R]. US Dept of Health and Human Services, 2021.

[29] Ferraretti A P, La Marca A, Fauser B C, et al. ESHRE consensus on the definition of "poor response" to ovarian stimulation for in vitro fertilization: the Bologna criteria [J]. Hum Reprod，2011,26(7):1616–1624.

[30] Gardner D K, Lane M, Stevens J, et al. Blastocyst score affects implantation and pregnancy butcome: Towards a single blastocyst transfer [J]. Fertil Steril,2000, 73(6):1155–1158.

[31] Humaidan P, Quartarolo J, Papanikolaou E G. Preventing ovarian hyperstimulation syndrome: Guidance

for the clinician [J]. Fertil Steril, 2010, 94(2):389-400.

[32] Saunders P T K, Horne A W. Endometriosis: Etiology, pathobiology, and therapeutic prospects [J]. Cell, 2021,184(11):2807-2824.